Magda Karina Cruz García
Rosa María Baltazar Téllez
José Arias Rico

Esquema de vacunación en niños menores de 5 años

Magda Karina Cruz García
Rosa María Baltazar Téllez
José Arias Rico

Esquema de vacunación en niños menores de 5 años

Universidad Autónoma del Estado de Hidalgo

Editorial Académica Española

Publisher:
Editorial Académica Española
is a trademark of
Dodo Books Indian Ocean Ltd. and OmniScriptum S.R.L publishing group

120 High Road, East Finchley, London, N2 9ED, United Kingdom
Str. Armeneasca 28/1, office 1, Chisinau MD-2012, Republic of Moldova, Europe
Printed at: see last page
ISBN: 978-613-9-44211-9

Presentación

En el presente libro, se habla de los beneficios que se tienen al cumplir con el esquema de vacunación nacional en los niños menores de cinco años; donde es una de las prioridades para el sector salud en México; tomando en cuenta la alta tasa de morbilidad y mortalidad a causa de enfermedades inmunoprevenibles; donde la vacunación es una de las acciones más efectivas, para la prevención.

La vacunación es una de las acciones de salud pública más efectivas para prevenir enfermedades y una obligación indeclinable del estado. Sin embargo, en México no hay certeza sobre la cobertura y la oportunidad con la que se aplican las vacunas a los niños durante su primer año de vida (cada año nacen 2.3 millones de niños en México), estas cifras se traducen en que hasta el 65.7% de los niños podrían no tener su esquema completo o haberlo recibido tardíamente y, por lo tanto, en riesgo de enfermar. En contraste, la Secretaría de Salud Federal en México; admite únicamente que 9.3% de los niños menores de un año están en riesgo por enfermedades prevenibles con vacunas.

El Fondo de las Naciones Unidas para la Infancia (UNICEF), una agencia de la Organización de las Naciones Unidas (ONU) que se dedica a promover los derechos de los niños, niñas y adolescentes; diseño una campaña "100% niños vacunados", cuyo objetivo es que las vacunas lleguen a las comunidades más remotas del mundo y puedan ser administradas a todos los niños, estén donde estén.

Esto va de la mano con el acuerdo de expertos del Centro de Control de Enfermedades (CDC), los principales grupos de factores o razones relacionados con la falta de vacunación se agrupan en categorías como sistema de vacunación, comunicación e información, características de la familia, actitudes y conocimientos de los padres de tal manera que todos estos factores contribuyen a que el niño no tenga todas las vacunas de acuerdo a su edad, llegando a la conclusión de un incumpliendo del Esquema Nacional de Vacunación.

Nola Pender, enfermera autora del Modelo de Promoción de la Salud (MPS), expresó que la conducta está motivada por el deseo de alcanzar el bienestar y el potencial humano; se interesó en la creación de un modelo enfermero que diera respuestas a la forma cómo las personas adoptan decisiones acerca del cuidado de su propia salud.

Índice

Índice de figuras y gráficos

Índice de abreviaturas

Acrónimos y abreviaturas	Definición
Ad5-nCov	Adenovirus-5 recombinante
ARNm	Ácido Ribonucleico Mensajero
BCG	Bacilo de Calmette y Guérin
CDC	Centro de Control de Enfermedades
CEIFSRCENVNMA	Cuestionario: Factores Socioculturales y su Relación en el Cumplimiento del Esquema Nacional de Vacunación en Niños Menor
DOF	Diario Oficial de la Federación
DPT	Véase, Difteria, Tétanos y Tosferina
DPT-HB+Hib	Difteria, Tosferina, Tétanos,Hepatitis B Y Haemophillus influenzae tipo B
DTaP	Diphtheria, Tetanus y acellular Pertussis
EUA	Estados Unidos de America
HBsAg	Antígeno de superficie de la hepatitis B
Lf	Unidades de Floculación
MPS	Modelo de Promoción de la Salud
OPPV	Oportunidades pérdidas de vacunación
PCV13	vacuna neumocócica conjugada
SAGE	Strategic Advisory Group of Experts on Immunization / Grupo de Expertos en Asesoramiento Estratégico sobre Inmunización
SARS-CoV-2	Síndrome Respiratorio Agudo Grave por Coronavirus Tipo 2
SEMARNAT	Secretaría del Medio Ambiente y Recursos Naturales
SPR	Sarampión, Paperas y Rubeola
SPSS	Statistical Package for the Social Sciences / Paquete Estadístico para las Ciencias Sociales
SSA	Secretaría de Salud
SSH	Secretaría de Salud de Hidalgo
UI/ml	Unidades / Mililitros
UNICEF	Fondo de las Naciones Unidas para la Infancia
VIH	Virus de la Inmunodeficiencia Humana
VOP	Vacuna Poliomelitis Oral
VPH	Virus de Papiloma Humano
µg/ml	Microgramos/Mililitros

Capítulo I Introducción

1.1 Introducción

La etapa infantil en los años preescolares cuando tienen entre tres y cinco años, el niño está ocupado aprendiendo el lenguaje, está adquiriendo un sentido de sí mismo y una mayor independencia, y está comenzando a aprender el funcionamiento del mundo físico, la vacunación oportuna durante esta etapa es fundamental porque ayuda a brindar inmunidad antes de que los niños estén expuestos a enfermedades que podrían ser mortales. Las vacunas se evalúan a fin de garantizar que sean seguras y eficaces para su administración a los niños en las edades recomendadas.(1)

Las vacunas pueden prevenir enfermedades, prolongar la vida, e incluso erradicar plagas que han existido desde la prehistoria. Desde hace varias décadas se conoce la efectividad de las vacunas, sin embargo, hay niños en países en desarrollo que todavía mueren de enfermedades que se pueden prevenir con una vacuna. Estados Unidos y sus socios internacionales han estado trabajando juntos durante más de 30 años para hacer llegar los beneficios de las vacunas a niños en todas partes.(2)

La inmunización previene enfermedades, discapacidades y defunciones, tales como la difteria, la hepatitis B, el sarampión, la parotiditis, la tosferina, la neumonía, la poliomielitis, las enfermedades diarreicas por rotavirus, la rubéola y el tétanos. (3)

La vacunación es una de las acciones de salud pública más efectivas para prevenir enfermedades y una obligación indeclinable del estado. Sin embargo, en México no hay certeza sobre la cobertura y la oportunidad con la que se aplican las vacunas a los niños durante su primer año de vida (cada año nacen 2.3 millones de niños en México), estas cifras se traducen en que hasta el 65.7% de los niños podrían no tener su esquema completo o haberlo recibido tardíamente y, por lo tanto, en riesgo de enfermar. En contraste, la SSA admite únicamente que 9.3% de los niños menores de un año están en riesgo por enfermedades prevenibles con vacunas. (3,4)

Por eso, UNICEF tiene en marcha la campaña "100% niños vacunados", cuyo objetivo es que las vacunas lleguen a las comunidades más remotas del mundo y puedan ser administradas a todos los niños, estén donde estén. (4,5)

De acuerdo con expertos del Centro de Control de Enfermedades (CDC), los principales grupos de factores o razones relacionados con la falta de vacunación se agrupan en categorías como sistema de vacunación, comunicación e información, características de la familia, actitudes y conocimientos de los padres de tal manera que todos estos factores contribuyen a que el niño no tenga todas las vacunas de acuerdo a su edad, llegando a la conclusión de un incumpliendo del Esquema Nacional de Vacunación. (6–8)

Nola Pender, enfermera autora del Modelo de Promoción de la Salud (MPS), expresó que la conducta está motivada por el deseo de alcanzar el bienestar y el potencial humano; se interesó en la creación de un modelo enfermero que diera respuestas a la forma cómo las personas adoptan decisiones acerca del cuidado de su propia salud. (9)   Por lo cual se decide usar las características y experiencias individuales, nutrición, ejercicio, responsabilidad en salud, manejo del estrés, relaciones interpersonales y autoactualización, con énfasis en los afectos relativos a la conducta específica en influencias personales e influencias situacionales. (10) El rango que establece esta teórica nos permite vincularlo al proyecto, analizando las características y experiencias individuales, relativos a la conducta específica en influencias personales e influencias situacionales en los individuos.

1.2 Planteamiento del problema de investigación

La Secretaría de Salud de Hidalgo (SSH) exhortó a los padres de familia a que completen todo el esquema de vacunación de sus hijos, ya que en México se ha incrementado la protección de la población, en especial la de los menores de cinco años, con la aplicación de 4 a 8 vacunas que protegen contra 13 enfermedades. (15,16)

Entre los padecimientos contra los cuales los menores reciben protección mediante una inmunización están enfermedades como la tuberculosis, sarampión, rubeola, difteria, tosferina, tétanos, poliomielitis, parotiditis, hepatitis, influenza, tétanos, infección grave por neumococo y rotavirus. Los especialistas de la SSH destacaron la importancia de la aplicación de las vacunas conforme a la edad del niño, pues representa una protección para ellos, ya que los refuerzos que se aplican dentro del esquema del menor de 5 años son para incrementar la memoria de anticuerpos que dan las dosis previas, y con ello ampliar la defensa de los niños de presentar riesgo de padecer estas enfermedades. (15,17)

Como parte de este esquema de protección que se aplica a los de menores de 2, 4, 6 y 18 meses de edad, se encuentra la vacuna Pentavalente y Hexavalente que protege a los niños contra Difteria, Tétanos, Tosferina, Influenza tipo B y Hepatitis B, y a los de 4 años como refuerzo de la vacuna DPT contra Difteria, Tétanos y Tosferina. (18)

En Hidalgo, se realizan diferentes estrategias por parte del sector salud, donde en el 100% de unidades, se proporcionan vacunas de acuerdo con el grupo de edad. Además, con personal regular de los SSH se colocan puestos semifijos, con vacunadores para acercar las acciones en puntos estratégicos en sitios de alta concentración en áreas urbanas y localidades rurales, además de las acciones realizadas durante las Semanas Nacionales de Salud.

Actualmente en Hidalgo, se cuenta con abasto en el 100 % de vacunas, de la vacuna Pentavalente o Hexavalente, que en su constitución se incluye las fracciones de la composición de la vacuna DPT. Por ello, la Secretaría de Salud exhorto a padres y madres de familia, para llevar a niñas y niños menores de 5 años a las unidades médicas, para que de acuerdo a la Cartilla Nacional de Salud, completen su esquema de vacunación; pues se piensa que existen factores por los cuales las madres de familia no acuden a los diferentes lugares de aplicación de vacunas con sus hijos, aun sabiendo del beneficio que la vacunación aporta en sus hijos menores de 5 años, y muchos de ellos les falta o hasta pierden las dosis de las vacunas, que no cuentan con el tiempo necesario, que no se sienten seguras de lo que le están administrando a sus hijos, algunas no tienen el conocimiento de la importancia de las vacunas, también que son madres solteras o que no cuentan con un apoyo, que no cuentan con la economía para solventar sus gastos; no cuentan con un trabajo estable; evidenciando de esta manera el incumplimiento en la vacunación de sus hijos.(10,19)

El modelo de promoción de salud de Nola Pender ilustra la naturaleza multifacética de las personas en su interacción con el entorno cuando intentan alcanzar el estado deseado de salud; enfatiza el nexo entre las influencias personales e influencias situacionales nos referimos a experiencias, conocimientos, creencias; vinculados con los comportamientos o conductas de salud que se pretenden lograr, por lo que surge el siguiente cuestionamiento. (9)

1.3 Objetivo general

Determinar los factores que influyen al incumplimiento del esquema de vacunación en niños de menores de 5 años, en una escuela con educación preescolar con sede en la comunidad de San Juan Tizahuapan, Epazoyucan, Hidalgo.

1.4 Objetivos específicos

1. Identificar los factores sociales (ocupación, edad, nivel de estudio) que intervienen en el incumplimiento del esquema completo de vacunación.

2. Reconocer los factores culturales (creencias, mitos y verdades sobre vacunación) que inciden al incumplimiento del esquema de vacunación, en los escolares menores de 5 años

3. Determinar cómo influye la autodisciplina de los padres, en el cumplimiento del Esquema Nacional de Vacunación en los escolares menores de 5 años.

1.5 Hipóteses

H1:
Existen factores que influyen al incumplimiento del esquema de vacunación en niños menores de 5 años, en una escuela con educación preescolar con sede en la comunidad de San Juan Tizahuapan, Epazoyucan, Hidalgo.

H0:
No existen factores que influyen al incumplimiento del esquema de vacunación en niños menores de 5 años, en una escuela con educación preescolar con sede en la comunidad de San Juan Tizahuapan, Epazoyucan, Hidalgo.

1.6 Marco teórico

1.6.1 Teórica Nola Pender

Esta teórica explica las relaciones entre los factores que influyen en la conducta sanitaria. Este modelo descansa sobre la educación como las personas deben cuidarse y tratar de llevar una vida saludable.

Gráfica 1
Marco general de Nola Pender.

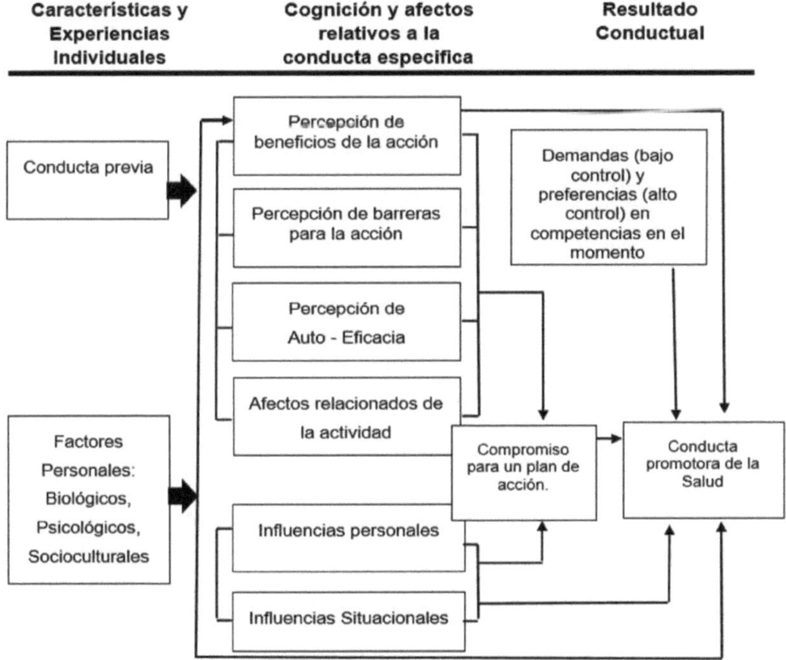

Fuente: Modelo de promoción de la Salud de Pender 1978. En Cid PH, Merino, JE Stiepovich

Nola Pender afirmo "hay que promover la vida saludable que es primordial antes que los cuidados porque de ese modo hay menos gente enferma, se gastan menos recursos, se le da independencia a la gente y se mejora hacia el futuro". (9)

Metaparadigmas

Salud: Le da mucha importancia a este concepto, es un estado altamente positivo.

Persona: Es el individuo y el centro de la teorista. Cada persona es única e irrepetible y se define por un patrón de conocimiento perceptual y factores variables.
Entorno: No se describe con precisión, pero se representan las interacciones entre los factores cognitivos - preceptúales y los factores modificantes que influyen sobre la aparición de conductas promotoras de salud.

Enfermería: El bienestar la enfermera tiene responsabilidad personal en los cuidados sanitarios, es la base de cualquier plan de reforma de tales ciudadanos y la enfermera se constituye en el principal agente encargado de motivar a los usuarios para que mantengan su salud personal. (9,62)

Conceptualización
Características y experiencias individuales, conducta previa relacionada, frecuencia de la misma conducta. Efectos directos e indirectos de comprometerse con las conductas de promoción de la salud, factores personales, factores predictivos de cierta conducta; conducta previa relacionada: la frecuencia de la misma conducta o similar en el pasado, efectos directos o indirectos de la probabilidad de comportarse con las conductas de promoción a la salud.

Factores personales: se refiere a todos los factores relacionados con las personas que influyen en el individuo para que se relacione con su medio para desarrollar conductas promotoras de salud que incluyen factores biológicos, psicológicos y socioculturales, además de los beneficios percibidos de las acciones promotoras de salud, así como las barreras que encuentra para estas conductas.

Influencias situacionales: son las percepciones y cogniciones de cualquier situación o contexto determinado que pueden facilitar o impedir la conducta.

Factores cognitivos - preceptúales: son mecanismos motivacionales primarios de las actividades relacionadas con la promoción de la salud. (62)

Gráfica 2
Ubicación del problema de investigación en el modelo.

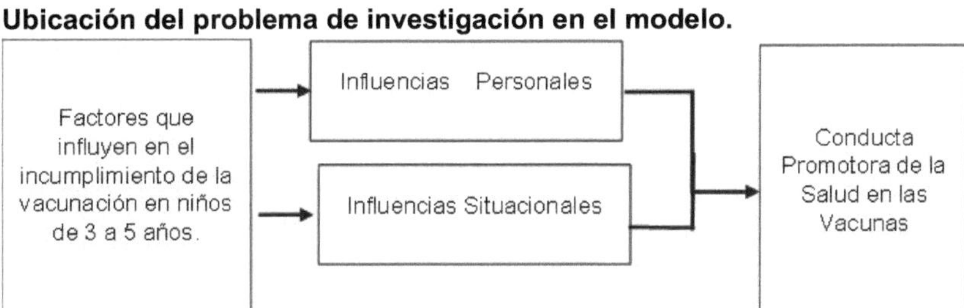

Fuente: Modelo de Nola Pender (2003).

La conducta que se tome en cuanto a los cuidados de la salud se ven influenciados por acciones personales, como son la información que hemos recibido sobre algo, y basándose en influencias situacionales sobre experiencias y conocimientos previos.

1.6.2 Vacunas

La vacuna es una preparación destinada a generar inmunidad adquirida contra una enfermedad estimulando la producción de anticuerpos, contiene un agente que es muy parecido al microorganismo causante de la enfermedad, que se hace a partir de formas atenuadas del microbio, microbios muertos modificados en entornos seguros, sus toxinas o una de sus proteínas de superficie. (1) El agente estimula el sistema inmunológico del cuerpo a reconocer al agente como una amenaza, destruirla y guardar un registro de este, de modo que el sistema inmune puede reconocer y destruir más fácilmente cualquiera de estos microorganismos que encuentre más adelante.

Las vacunas se usan con carácter profiláctico, es decir, para prevenir o aminorar los efectos de una futura infección por algún patógeno natural, la administración de una vacuna se llama vacunación. (36)

El calendario de vacunación es la secuencia cronológica de vacunas que se administran sistemáticamente a toda la población en un país o área geográfica, con el fin de obtener una inmunización adecuada en la población frente a las enfermedades para las que se dispone de una vacuna eficaz.

Estos calendarios se van modificando en función de la disponibilidad de nuevas vacunas y de la evolución de la situación epidemiológica de las diferentes enfermedades prevenibles mediante vacunación. El programa de vacunación universal es una política pública de salud, cuyo objetivo es otorgar protección específica a la población contra enfermedades que son prevenibles a través de la aplicación de vacunas. (1)

Este se encuentra alineado a la Constitución Política de los Estados Unidos Mexicanos, además de las siguientes leyes, códigos, reglamentos, decretos y Normas Oficiales Mexicanas. Norma Oficial Mexicana NOM-004-SSA3-2012, Del Expediente Clínico. DOF 15-10-2012. Norma Oficial Mexicana NOM-047-SSA1-1993 De disolventes orgánicos en el personal ocupacionalmente expuesto. DOF 15-10-2012. Norma Oficial Mexicana NOM-036-SSA2-2012, Prevención y control de enfermedades. Aplicación de vacunas, toxoides, faboterápicos (sueros) e inmunoglobulinas en el humano. DOF 28-09-2012. Norma Oficial Mexicana NOM-017-SSA2-2012, Para vigilancia epidemiológica. DOF 19-02-2013.

Norma Oficial Mexicana NOM-087-SEMARNAT SSA1-2002. Residuos peligrosos biológico-infecciosos Clasificación y Especificaciones de Manejo. DOF 14-09-2005. Vacunación Universal 20. Norma Oficial Mexicana NOM-031-SSA2-2009, Para la Atención de la Salud del Niño. DOF 26-09-2006. Norma Oficial Mexicana NOM-051-SSA1-1993. Que establece las especificaciones sanitarias de las jeringas estériles desechables de plástico. DOF 16-01-1995.(23)

Oportunidades pérdidas de vacunación (OPPV), se definen como todas las circunstancias por las cuales un niño menor de cinco años o una mujer en edad fértil, aun encontrándose aptos y teniendo necesidad de ser vacunados, no se les administran las vacunas correspondientes al acudir a un establecimiento o servicio de salud. (37,38)

BCG

Bacillus de Calmette y Guérin, más conocida por su sigla BCG, es la vacuna contra la tuberculosis. Esta vacuna se prepara a partir de una cepa atenuada de *Mycobacterium bovis* que ha perdido su virulencia en cultivos artificiales, manteniendo su poder antigénico. La vacuna se presenta en una ampolla o frasco-ámpula, de color ámbar, con 1 mg de liofilizado (10 dosis) acompañado con 1 ml de solución salina isotónica inyectable (diluyente) en igual presentación física.

Se aplica en recién nacidos, o lo más pronto posible después del nacimiento, en dosis única de 0,1 ml. En este caso se aplica por vía intradérmica en el deltoides del brazo derecho (región superior del músculo deltoides) y sin prueba tuberculina previa. Está indicada en aquellos países endémicos, en todos los niños en período neonatal; también puede ser después, siempre y cuando sea antes del primer año de vida.

Contraindicaciones en el recién nacido son: prematuros con peso al nacer inferior a 2000 g, desnutrición avanzada, afecciones cutáneas en el sitio de la aplicación, enfermos de leucemia o linfomas, enfermos con tratamiento inmunosupresor (corticoesteroides, antimetabolitos, agente alquilante, radiaciones), pacientes con cuadro clínico de sida. La infección asintomática por VIH no es contraindicación.

El efecto protector de la vacuna puede verse afectado por muy diversos factores como son: los métodos y los sitios de aplicación de la vacuna, medio ambiente y características de la población o diferente preparación de BCG. Por ello, el rango de eficacia, según los estudios, oscila entre el 0% y el 80%. En niños, las tasas de eficacia protectora oscilan entre el 52% y el 100% para la meningitis tuberculosa y la tuberculosis miliar, y del 2% al 80% para la tuberculosis pulmonar. Después de la inyección intradérmica, el bacilo se multiplica en el sitio de inoculación, y a través de los linfáticos llega a los ganglios regionales, diseminándose por vía hematógena, creando pequeños focos en diferentes órganos.(39–42)

Anti-Hepatitis B
La vacuna contra la Hepatitis B es una vacuna desarrollada para la prevención de una infección por hepatitis B. La vacuna contiene una de las proteínas de la envoltura del virus de la hepatitis B, el antígeno de superficie de la hepatitis B. Después del curso de tres dosis inyectadas, se espera que el sistema inmunitario haya creado anticuerpos contra el HBsAg y se hayan establecido en la circulación sanguínea.

El virus de la hepatitis B puede sobrevivir fuera del organismo por lo menos siete días, en ese período todavía puede causar infección si penetra en el organismo de una persona no protegida por la vacuna. El virus de la hepatitis B se transmite mediante el contacto directo con fluidos corporales infectados, generalmente a través de un pinchazo de aguja o por contacto sexual, no se transmite por alimentos o agua contaminados, ni por contactos ocasionales en el lugar de trabajo.

El período medio de incubación de la hepatitis B es de 75 días, pero puede oscilar entre 30 y 180 días. El virus, que se puede detectar entre los 30 y los 60 días de la infección, persiste durante un período de tiempo variable. Seguido el curso primario de tres dosis, se realiza una prueba de sangre en un intervalo de 1-4 meses para establecer si se ha instalado una respuesta inmune adecuada, definida con niveles de anticuerpos anti-HBsAg por encima de 100 mIU/ml.

Se espera una respuesta completa de este tipo en aproximadamente 85-90% de los vacunados. Una concentración de anticuerpo entre 10 y 100 mIU/ml se considera una respuesta inadecuada y se recomienda que dichos individuos reciban una dosis adicional sin que se requiera de ellos pruebas de sangre adicionales. Aquellos que no responden a la vacuna, es decir, cuyos niveles de anticuerpos sanguíneos son menores de 10 mIU/ml, deberían ser examinados para descartar una infección por hepatitis B en el presente o el pasado y deben repetir el curso de inmunización contra el virus, así como una reevaluación de sus niveles de anticuerpos al cabo de 1 a 4 meses después del segundo curso de la vacuna. (43–47)

Anti-Rotavirus
Los rotavirus son la causa más frecuente de diarrea asociada a vómito y/o fiebre en niños. La infección por rotavirus afecta fundamentalmente a niños bajo los 5 años, siendo el niño bajo 3 años el individuo en mayor riesgo de experimentar una infección sintomática, especialmente antes de los 24 meses de edad. Un niño puede tener 5 episodios de infección por rotavirus antes de cumplir los 5 años, pero el primer episodio se asocia con frecuencia con mayor gravedad.

Una primo infección se podrá presentar con vómitos profusos, y/o diarrea líquida con o sin mucosidad, y/o fiebre que puede alcanzar a 40 °C o más, siendo la deshidratación el riesgo más significativo. La infección primaria puede causar, sin embargo, un espectro de enfermedad que va desde infección asintomática (excreción viral sin síntomas) leve, moderado o grave, e incluso, como se ha descrito más recientemente, cursar con viremia, lo que parece ocurrir frecuentemente en las infecciones por rotavirus.

Las reinfecciones tienden a ser en su mayoría más leves o asintomáticas, manifestándose por excreción viral en ausencia de síntomas. (43–47) El desarrollo de vacunas anti-rotavirus ha sido un camino largo y tortuoso marcado por la abrupta caída de Rotashield en 1999 debido a su asociación con invaginación intestinal. Luego de seis años de intensa investigación, el mundo celebra la licencia de dos nuevas vacunas que, a pesar de ser diferentes en su formulación y forma de administración, han demostrado ser seguras y no asociadas a invaginación intestinal, en estudios de Fase III de gran magnitud, que enrolaron más de 60.000 niños. Estas dos vacunas, Rotarix® de Glaxo SmithKline Biologicals y Rotateq® de Merck Sharp & Dohme son altamente eficaces contra diarrea grave causada por rotavirus de los serotipos más prevalentes en el mundo. La incorporación de estas vacunas, más temprano que tarde, especialmente en los países más pobres del mundo, requerirá de un esfuerzo conjunto de los gobiernos, laboratorios productores, organismos internacionales y no gubernamentales y fundaciones de beneficencia. (48–51)

Anti-Influenza

Es una vacuna viral trivalente preparada a partir de virus de influenza propagados en embriones de pollo. Contiene fracciones antigénicas purificadas (subviriones) de virus de influenza inactivados de las cepas con más probabilidad de causar las infecciones de influenza en el invierno siguiente a su aplicación y que varían año con año. Vía de administración intramuscular, mayores de 36 meses, una dosis de 0.5 ml.

Los anticuerpos se incrementan a las dos semanas de su administración en niños y a las tres semanas en adultos. Cuando las cepas del virus de la vacuna coinciden con los virus en circulación, la vacuna protege al 45 a 90% de los niños sanos y al 90% de los adultos sanos menores de 65 años. En los ancianos previene la enfermedad en el 30 a 70%, la hospitalización en el 50 a 60% y previene las muertes asociadas a influenza en 80% de los casos. El efecto protector contra la influenza dura un año. Indicaciones Inmunización activa contra los virus de influenza subtipos A y B, contenidos en la vacuna, en personas mayores de seis meses de edad y en quienes la enfermedad represente un riesgo alto.

Contraindicada en casos de hipersensibilidad a proteínas de huevo o a cualquier componente de la vacuna, antecedente de síndrome de Guillain-Barré, enfermedad cardiovascular crónica, asma grave, enfermedad asociada a inmunodeficiencia. No administrar durante enfermedad activa del sistema nervioso. Se recomienda vacunar en el último trimestre del año (octubre-diciembre). Se deben vacunar todos los niños de seis a 35 meses; los niños de tres a nueve años en condiciones de alto riesgo; no se recomienda en mujeres embarazadas, a menos que el beneficio sea mayor que el riesgo.

Reacciones adversas frecuentes: locales en el sitio de la inyección, malestar general, cefalea, dolor muscular poco frecuente, fiebre, convulsiones por fiebre; raras: anafilaxis, síndrome de Guillain-Barré, exacerbación de asma, advertencias para el paciente no se debe administrar la vacuna si se ha presentado previamente alguna reacción alérgica a la vacuna contra la influenza o en caso de alergia al huevo. No se debe aplicar la vacuna en caso de embarazo. No se debe administrar la vacuna si el paciente recibe tratamiento con medicamentos que suprimen su inmunidad, como corticosteroides, a menos que el médico considere que es mayor riesgo no vacunarse. (52–55)

Anti Neumocócica Conjugada

La enfermedad neumocócica es causada por bacterias que pueden propagarse de una persona a otra mediante el contacto cercano. Puede provocar infecciones en los oídos y también infecciones más graves en los pulmones (neumonía); la sangre (bacteriemia); el recubrimiento del cerebro y de la médula espinal (meningitis).

La meningitis neumocócica puede causar sordera y daño cerebral, y mata aproximadamente a 1 de cada 10 niños que se contagian. Todas las personas pueden contraer la enfermedad neumocócica, pero los niños menores de 2 años tienen el riesgo más alto. Desde que la vacuna está disponible, la enfermedad neumocócica infantil severa se ha reducido en un 88 %. El tratamiento de las infecciones neumocócicas con penicilina y otros fármacos no es tan efectivo como solía ser porque algunas cepas de la enfermedad se han vuelto resistentes a estos fármacos.

PCV13

La vacuna neumocócica conjugada (llamada PCV13) brinda protección contra 13 tipos de bacterias neumocócicas. Se administra en forma rutinaria a niños de 2, 4 y 6 meses, y de 12 a 15 meses. También se recomienda para niños y adultos de 2 a 64 años con determinadas afecciones de salud y para todos los adultos mayores de 65 años. No pueden recibir la vacuna las personas que haya tenido una reacción alérgica a una dosis de esta vacuna que representara un riesgo para la vida, a una vacuna antineumocócica anterior llamada PCV7 (o Prevnar) o a cualquier vacuna que tuviera toxoide diftérico (por ejemplo, la DTaP) no debe recibir la PCV13. Cualquier persona con una reacción alérgica severa a algún componente de la PCV13 no debe recibir esta vacuna.

Reacciones después de la vacunación: con cualquier medicamento, incluidas las vacunas, existe la probabilidad de que ocurran reacciones, generalmente, estas son leves y desaparecen por sí solas, pero también es posible que se produzcan reacciones graves, los problemas reportados en relación con la PCV13 varían según la edad y la dosis de la serie. Los problemas más frecuentes reportados en niños fueron: somnolencia después de la inyección, una pérdida temporal del apetito o presentó enrojecimiento o sensibilidad en el lugar donde se aplicó la inyección, hinchazón en el lugar donde se aplicó la inyección, fiebre moderada (39 °C), irritabilidad. (56)

Triple Viral

La vacuna triple vírica o vacuna triple viral (conocida también como SPR y SRP) es una mezcla de tres componentes virales atenuados, administrados por una inyección para la inmunización contra el sarampión (vacuna del sarampión), la parotiditis o paperas (vacuna de parotiditis) y la rubéola (vacuna de rubéola). Por lo general se administra a niños y niñas de aproximadamente un año, con un refuerzo antes de comenzar la edad preescolar entre los cuatro y cinco años. Es una vacuna usada de modo rutinario alrededor del mundo.

La vacuna triple vírica contra el sarampión, parotiditis y rubéola se administra por vía subcutánea antes de los dos años de vida, por lo general al cumplir un año de edad, una segunda dosis de refuerzo es necesaria para alcanzar niveles satisfactorios de inmunidad e interrumpir la transmisión de los virus, el refuerzo puede ser dado al mes o al cabo de uno o más años, de acuerdo a las regulaciones individuales de cada país.(1)

La vía de administración es subcutánea debe dejarse evaporar el desinfectante empleado en la piel, ya que puede producirse la inactivación de los virus atenuados de la vacuna, no puede administrarse por vía intradérmica porque se reduce la inmunogenicidad, precaución con la administración intravenosa, ya que se produciría una reacción anafiláctica.

Las contraindicaciones en las mujeres embarazadas no deben recibir la vacuna, de igual manera debe evitarse el embarazo en los tres meses siguientes a la vacunación, anafilaxia a las proteínas del huevo, se encuentran contraindicaciones derivadas de cada uno de los componentes, como el valorar la relación riesgo/beneficio en su administración a inmunodeficientes, la vacuna interacciona con gammaglobulinas y hemoderivados (Incluso administrados tres meses antes, pueden inactivar la vacuna), la terapia inmunosupresora puede afectar a la inmunización. Puede simultanearse con cualquiera de las vacunas del calendario vacunal DTP, Hib, hepatitis B, VPO; también con la vacuna de la varicela. (57)

Reacciones adversas se produce las reacciones locales y generales de las vacunas inyectables, como fiebre de intensidad variable (entre los 4 y 12 días tras la vacunación) debida a la replicación del virus del sarampión, pueden aparecer artralgias transitorias en jóvenes debidas al virus de la rubéola, tumefacción de la parótida provocada por el virus de la parotiditis, las vacunas de virus atenuados provocan cierta depresión temporal de la inmunidad general, siempre habrá que valorar la relación riesgo/beneficio. (1)

La conservación tiene procesos como la hiperatenuación de los virus hace que sean muy lábiles a la luz y el calor; y el vial liofilizado debe conservarse ente +2 °C y + 8 °C y se recomienda no congelar. (26,58)

Pentavalente Acelular
La vacuna pentavalente DPT-HB+Hib es una vacuna combinada contra la difteria, tos ferina, tétanos, hepatitis B y Haemophilus influenzae tipo b. Se obtiene mezclando la vacuna tetravalente (vacuna combinada contra la difteria, tétanos, tos convulsa y hepatitis B) con la vacuna contra el Haemophilus influenzae tipo b momentos antes de su administración.

La vacuna tetravalente es una combinación, de anatoxinas diftérica y tetánica, antígeno de superficie del virus de la hepatitis B (recombinante) y antígenos de Bordetella Pertussis, adsorbidos en hidróxido de aluminio y disueltos en una solución isotónica de cloruro y fosfato de sodio. (58)

La vacuna contra Haemophilus influenzae tipo b, es una vacuna conjugada compuesta por oligosacáridos sintéticos que representan fragmentos del polisacárido capsular natural. Los oligosacáridos están conjugados a la proteína portadora anatoxina tetánica. Vía Intramuscular profunda, el habitual para la aplicación es intramuscular según edad del niño. Inmunidad según ensayos clínicos, se alcanzaron altos títulos de anticuerpos protectores para los cinco componentes antigénicos que conforman la vacuna. Se obtuvo un alto nivel de Hiperrespuesta (> 100 UI/ml) para el antígeno de la Hepatitis B y de seroprotección a largo plazo (≥1 µg/ml) contra el antígeno de Hib. Efectos post-vacunales Según la evaluación de seguridad y estudios poblacionales, el perfil de reactogenicidad es similar al informado para vacunas de este tipo.

Predominando los eventos adversos sistémicos: fiebre, febrícula y reacciones locales, estas ocurren principalmente luego de la primera dosis, y en las primeras 24 horas luego de la administración de cada dosis. Los efectos adversos observados fueron de corta duración, y que desaparecen sin tratamiento. (6–8,59)

Triple Bacteriana: (DPT)

Es una mezcla de tres vacunas que inmunizan contra la difteria, *Bordetella pertussis* (la tos ferina/tos convulsa) y el tétanos. Los niños deben recibir cinco dosis de DPT: a los 2 meses de edad, luego a los 4 meses, a los 11 meses (estas tres DPT van incluidas en la vacuna llamada pentavalente), a los 18 meses y a los 4-6 años la DPT es una vacuna contra la difteria, tos ferina y tétanos, por lo que se emplea en la inmunización activa contra estas tres enfermedades. La dosis es de 0.5 ml con 30 Lf (unidades de floculación) de toxoide diftérico, 25 Lf de toxoide tetánico y el correspondiente a 10 a 10 x 10^9 células de Bordetella pertussis en el caso de la vacuna de células enteras, adsorbidos en gel de sales de aluminio. Se administra por vía intramuscular profunda. (55)

Vía de administración es intramuscular. Se debe aplicar en el tercio medio de la cara anterolateral externa del muslo derecho en los menores de 18 meses de edad. Para mayores de 18 meses de edad y dependiendo de su masa muscular, aplicar en la región deltoidea del brazo derecho. Dosis: 0.5 ml de vacuna reconstituida, reacciones a la vacuna DPT son provocadas por el componente de pertussis. Pueden ocurrir reacciones moderadas a la vacuna DPT en el 0.1 a 1% de los pacientes vacunados, incluyendo llanto por más de tres horas y fiebre de hasta 40 °C. Las reacciones severas tras la vacunación con DPT son muy raras e incluyen reacciones alérgicas severas, crisis convulsivas, disminución del estado de conciencia e incluso la muerte. Estos eventos neurológicos severos ocurren en cerca de 1 de cada 140'000 dosis de DPT. (7,8)

Vacuna COVID-19

La vacuna COVID-19 En junio, la FDA autorizó y los CDC recomendaron las vacunas Moderna y Pfizer-BioNTech para el grupo etario de 6 meses a 5 años, lo que amplió la elegibilidad para la vacunación a la mayoría de los estadounidenses.

Pfizer-BioNTech
- Rango de edad: de 6 meses a 4 años.
- Cantidad de vacunas: tres (con un intervalo de tres semanas entre la primera y la segunda vacuna, y un intervalo de al menos ocho semanas entre la segunda y la tercera vacuna).
- Dosis: tres microgramos en cada vacuna (1/10 de la dosis para adultos).

Moderna
- Rango de edad: de 6 meses a 5 años.
- Cantidad de vacunas: dos (con un intervalo de cuatro semanas entre la primera y la segunda vacuna).
- Dosis: 25 microgramos en cada vacuna (1/4 de la dosis para adultos). (60,61)

La vacuna contra el COVID-19 de Novavax, está disponible bajo la autorización de uso de emergencia (EUA, por sus siglas en inglés) para prevenir el COVID-19 en personas de 12 años y mayores. La vacuna está autorizada para uso de emergencia para proporcionar: Un esquema principal de vacunación de dos dosis para personas de 12 años y mayores.

Una primera dosis de refuerzo para las siguientes personas al menos 6 meses después de completar el esquema principal de vacunación con una vacuna contra el COVID-19 autorizada o aprobada: Individuos de 18 años y mayores para quienes una vacuna de refuerzo contra el COVID-19 bivalente de ARNm autorizada por la FDA no es accesible o clínicamente apropiada. Así mismo eligen recibir la vacuna contra el COVID-19 de Novavax, con adyuvante porque de otro modo no recibirían una dosis de refuerzo de una vacuna contra el COVID-19.

Con adyuvante contiene la proteína de la espícula de SARS-CoV-2 y el adyuvante Matrix-M. Los adyuvantes se incorporan a algunas vacunas para mejorar la respuesta inmunitaria del individuo vacunado. La proteína de la espícula de esta vacuna se produce en células de insecto; el adyuvante Matrix M contiene extractos de saponina de la corteza del árbol Soapbark que es originario de Chile.(61)

La vacuna CanSino puede ofrecerse a las personas que hayan pasado la COVID-19, pero puede que esas personas deseen postergar la vacunación hasta 3 meses después de la infección. La pauta recomendada por el SAGE para la vacuna Ad5-

nCoV es de una única dosis (0,5 ml) administrada por vía intramuscular en el músculo deltoides.

La Administración de Alimentos y Medicamentos (FDA, por sus siglas en inglés) de los Estados Unidos aprobó la vacuna de Pfizer-BioNTech contra la COVID-19, ahora llamada Comirnaty, para prevenir la COVID-19 en personas mayores de 12 años. La vacuna cuenta con una autorización para uso de emergencia en niños de entre 6 meses y 11 años. La FDA también aprobó la vacuna de Moderna, que ahora se llama Spikevax, para prevenir la COVID-19 en personas mayores de 18 años. (60)

La FDA autorizó el uso de emergencia de las vacunas de Moderna contra la COVID-19 para niños de 6 meses a 17 años. La FDA autorizó el uso de emergencia de la vacuna de Janssen de Johnson & Johnson contra la COVID-19 para ciertas personas mayores de 18 años. La FDA también autorizó el uso de emergencia de la vacuna con adyuvante contra la COVID-19 de Novavax para personas mayores de 12 años. (60,61)

1.6.3 Esquema de vacunación en México

En los siguientes párrafos hablaremos de las diferentes vacunas que se aplican a los niños menores de 5 años, en los Estados Unidos Mexicanos.

Tabla 1
Diferentes tipos de vacunas.

Biológico	Indicación	Dosis y vía de administración	Contraindicaciones
BCG	Tuberculosis (miliar y meníngea)	Dosis única de 0.1 ml Vía intradérmica Región deltoides del brazo derecho	Padecimientos febriles Enfermos con inmunodeficiencias congénitas o adquiridas No aplicar durante el embarazo.
Hepatitis B	Hepatitis aguda y crónica, la insuficiencia y la cirrosis hepática y el carcinoma hepatocelular; en especial para recién nacidos hijos de madres con AgsHb positivo.	Infantil: 5 o 10 mg en 0.5 ml Adolescentes: 20 mg en 1 ml. Vía es intramuscular, Menores de 18 meses aplicar en la cara anterolateral externa del muslo izquierdo,	Personas con antecedentes de hipersensibilidad a uno o más componentes de la vacuna. Enfermedad moderada o grave con o sin fiebre.

Biológico	Indicación	Dosis y vía de administración	Contraindicaciones
		Mayores de 18 meses, en la región deltoidea del brazo derecho.	
Vacuna Pentavalente acelular DPaT+VIP+ Hib	Inmunización activa contra la difteria, tos ferina, tétanos, poliomielitis e infecciones invasivas por Haemophilus influenza de tipo b.	Dosis: 0.5 ml reconstituida Vía intramuscular Aplicar en el tercio medio de la cara anterolateral externa del muslo derecho en los menores de 18 meses de edad. Mayores de 18 meses de edad y dependiendo de su masa muscular, aplicar en la región deltoidea del brazo derecho.	Reacción anafiláctica posterior a la administración de la vacuna, alergia a la neomicina, estreptomicina o polimixina B, fiebre de 38.5 °C.
DPT: Vacuna Antipertussis de células completas, con toxoides diftérico y tetánico.	Inmunización activa de refuerzo contra difteria, tos ferina y tétanos.	Dosis: de 0.5 ml Vía intramuscular Aplicar en la región deltoides del brazo izquierdo.	No se aplique a niños mayores de 6 años 11 meses de edad. Reacción anafiláctica inmediata. Encefalopatía (que no se identifique la causa). Enfermedad neurológica progresiva, crisis convulsivas
Vacuna Antirrotavirus	Prevención de gastroenteritis causada por rotavirus	Dosis: 1.5 o 2 ml Vía oral	Hipersensibilidad a la administración previa Personas con malformaciones congénitas no corregidas del tracto gastrointestinal.
Vacuna Antineumocó cica conjugada.	Inmunización activa contra infecciones neumocócicas invasivas causadas por Streptococcus pneumoniae de los serotipos incluidos en la vacuna.	Dosis es de 0.5 ml Vía intramuscular Menores de 18 meses en el tercio medio de la cara anterolateral externa del muslo derecho Mayores de 18 meses aplicar en región deltoidea del brazo.	Hipersensibilidad a los principios activos o alguno de los excipientes de la fórmula, padecimientos agudos febriles (superiores a 38.5 °C).
Vacuna Anti influenza de virus completos, fraccionados y subunidades	Inmunización activa contra la infección por virus de la influenza tipos A y B	Dosis en los niños de 6 a 35 meses de edad recibirá dos dosis de 0.25 ml. Para la vacunación anual subsecuente recibirán una dosis de 0.25 ml por medio de una vía de	Hipersensibilidad a cualquiera de los componentes, lactantes menores de 6 meses, antecedentes de síndrome de Guillain Barré, enfermedades febriles

Biológico	Indicación	Dosis y vía de administración	Contraindicaciones
(de uso estacional).		administración intramuscular, para población de 6 a 18 meses de edad Aplicará en la cara anterolateral de músculo vasto del muslo izquierdo.	agudas, con fiebre mayor de 38.5 °C, enfermedad aguda moderada o grave con o sin fiebre.
Vacuna triple viral, Anti sarampión, Anti-rubéola y Anti parotiditis (SRP).	Inmunización activa contra sarampión, rubéola y parotiditis.	Dosis es de 0.5 ml Vía subcutánea Aplicar en el área superior externa del tríceps del brazo izquierdo.	Personas con inmunodeficiencias agudos febriles antecedentes de reacción anafiláctica a las proteínas del huevo o a otros componentes de la fórmula. Las personas transfundidas o que han recibido inmunoglobulina, deben esperar de tres a once meses para ser vacunadas.
Vacuna Antipoliomielí tica trivalente oral tipo Sabin (VOP).	Inmunización activa contra poliomielitis.	Dosis de 0.1 ml, equivalente a dos gotas. Vía oral	Personas con inmunodeficiencias. Padecimientos febriles agudos Reacciones alérgicas a dosis anteriores.
Vacuna doble viral, Anti-sarampión y Anti-rubéola (SR).	Inmunización activa contra el sarampión y la rubéola.	Dosis de 0.5 ml Vía subcutánea, Aplicar en el área superior externa del tríceps del brazo izquierdo.	Personas con inmunodeficiencias, except o infección por VIH en estado asintomático; padecimientos agudos febriles, personas que padezcan leucemia (excepto si está en remisión y no han recibido quimioterapia los últimos tres meses), reacción anafiláctica a las proteínas del huevo Las personas transfundidas o que han recibido inmunoglobulina deben esperar 3 a 11 meses para ser vacunadas.
Vacuna Anti-pertussis acelular con toxoides diftérico y	Inmunización activa contra difteria, tos ferina y tétanos.	Dosis de 0.5 ml Vía intramuscular. Menores de 18 meses de edad en el tercio medio de la cara anterolateral externa del muslo;	Hipersensibilidad a la fórmula, En tales casos, la vacuna de DT debe ser administrada para las dosis restantes en el esquema de la vacunación para

Biológico	Indicación	Dosis y vía de administración	Contraindicaciones
tetánico (DPaT)		Mayores de 18 meses de edad y, dependiendo de la masa muscular, aplicar en la región deltoidea.	asegurar la protección contra difteria y tétanos.

Fuente: Secretaría de Salud 2021

En la siguiente tabla 2, se especifica las vacunas correspondientes a la edad, el Esquema Nacional de Vacunación 2022 para menores de 10 años.

Tabla 2
Esquema Nacional de Vacunación

Edad	Vacunas			
Nacimiento	BCG	Hepatitis B		
2 meses	Pentavalente Acelular	Hepatitis B	Rotavirus	Neumococo conjugado
4 meses	Pentavalente Acelular		Rotavirus	Neumococo conjugado
6 meses	Pentavalente Acelular	Hepatitis B	Rotavirus	Influenza
7 meses	Influenza segunda dosis			
12 meses	SRP			Neumococo conjugado
18 meses	Pentavalente Acelular			
24 meses	Influenza refuerzo anual			
36 meses	Influenza refuerzo anual			
48 meses	DPT (Refuerzo)			Influenza refuerzo anual
59 meses	Refuerzo anual influenza VOP (Polio Oral) de los 6 a los 59 meses en 1° y 2° Semana Nacional de Salud			
72 meses	SRP (refuerzo)			
6 a 11 años	COVID-19 (2 dosis) 3-8 semanas después de la 1° dosis Dosis de refuerzo bivalente al menos 2 meses después de las últimas dosis			
11 años o 5to año de primaria	VPH (Virus del Papiloma Humano)			

Fuente: Secretaría de Salud 2021

1.5.4 Factores que intervienen en la asistencia o inasistencia de la madre a las inmunizaciones

Factores sociodemográficos y culturales.
Factores sociales. Conjunto de normas, leyes, principios que determinan o influyen en el proceder o comportamiento de los individuos de una sociedad. Dicho de aquellas cualidades, que sirven para distinguir a alguien o algo de sus semejantes. Comprende lo siguiente: Ocupación y estado civil. (20)

Ocupación. Empleo o actividad sea remunerado o no; que ejerce la persona. Clasificándolas en: Ama de casa. Personas que sin ejercer ninguna actividad económica se dedican a cuidar sus propios hogares. Estas personas se dedican única y exclusivamente a las tareas domésticas o quehaceres propios de su hogar, no están buscando trabajo, no están pensionadas, ni jubiladas, no reciben renta, ni asisten a la escuela de educación básica; según una trabajadora privada.

Los empleados del sector privado son aquellos que se encuentran en los lugares que no son agencias gubernamentales. Éstas pueden incluir tanto propietarios de negocios individuales y otras formas de organizaciones de compañía, tales como corporaciones o sociedades limitadas. Trabajadora Pública. Toda persona natural que preste servicios personales en el proceso social de trabajo bajo dependencia de una institución gubernamental. Estudiante. La persona que se dedica única y exclusivamente a estudiar. (21)

Estado civil. Es la calidad de un individuo, en cuanto le habilita o inhabilita para ejercer ciertos derechos o contraer ciertas obligaciones civiles; de tal manera que según este concepto el estado civil, es el que imprime el carácter al individuo, emanado del hecho que la constituye, confiriéndole un conjunto de derechos y obligaciones propios a su persona, como calidad de esta, mientras que la capacidad es la aptitud o facultad para ejercitar por sí misma sus derechos. (18,22,23)

Hay diferentes tipos de estado civil que varían de acuerdo con el tipo de relaciones que una persona mantenga con otras. Entre los más comunes encontramos. Soltero(a): Aquellas personas que no se encuentran comprometidas legalmente con otras. Casado(a): Aquella persona que ha contraído matrimonio civil o eclesiástico. Unión libre: Es el término que se utiliza para aquellas personas que viven juntos por más de 2 años. Divorciado(a): Aquella persona que ha roto el vínculo legal con su pareja. Viudo(a): Aquella persona que no tiene pareja, producto de la muerte del cónyuge. (21)

Factores demográficos.

Edad. Es el tiempo transcurrido entre el nacimiento de un individuo y el momento presente, se mide en días, meses o años y está determinada por diferentes etapas. Entre ellos: adolescente (entre 11 y 19 años), joven (entre 20 y 30 años) y adulta (entre 31 y 50 años), adultos mayores (mayores de 51 años). (24)

Número de hijos. Se refiere al número total de hijos nacidos vivos que ha tenido la madre hasta el momento en que registra su último hijo. Grado de instrucción. Según J. Brunner sostiene que el grado de instrucción es el nivel de estudio sistemático escolarizado y constituye el último grado cursado y aprobado por la persona. Se clasifica en: Sin instrucción: cuando la persona sabe leer y escribir, pero no han terminado ningún tipo de estudios. Primaria: la persona alcanzó educación primaria completa o incompleta. Secundaria. la persona alcanzo educación secundaria completa o incompleta. Superior o profesional la persona alcanzo educación superior universitaria y/o técnica completa o incompleta. (24)

Conocimiento: el diccionario de la real academia española define al conocimiento como la acción de conocer; conocer es adquirir la noción de las cosas, mediante el entendimiento. Es una relación que se establece entre el sujeto que conoce y el objeto conocido. El conocimiento tiene un carácter individual y social; puede ser: personal, grupal y organizacional, ya que cada persona interpreta la información que percibe sobre la base de su experiencia pasada, influida por los grupos a los que perteneció y pertenece. También influyen los patrones de aceptación que forman la cultura de su organización y los valores sociales en los que ha transcurrido su vida. (10)

La Información que recibe acerca de las vacunas: muchas familias carecen de información fidedigna sobre inmunizaciones y servicios de inmunización; muchas veces no saben que si no acuden a una cita programada de inmunización todavía pueden ser inmunizados; sólo deben acudir lo más pronto posible a vacunarse. (20)

Los siguientes son conceptos erróneos comunes: Los niños están protegidos contra enfermedades prevenibles por vacuna por un ser religioso o sobrenatural que vela por ellos, los niños están completamente protegidos porque ya han recibido algunas inmunizaciones, los niños enfermos no pueden ser vacunados, las inmunizaciones frecuentemente causan esterilización, enfermedad o efectos adversos peligrosos, los padres no saben que el niño puede ser vacunado en cualquier unidad de salud del país, para darle seguimiento. (4,25)

Los padres creen que deben pagar las consultas para poder vacunar a sus hijos, los servicios de salud vendrían a su casa o a su comunidad si la vacunación fuera realmente importante, tal como lo hacen durante las campañas. Los trabajadores de salud local tienen un rol particularmente importante en mejorar el nivel de conciencia de la gente y brindar información a las poblaciones beneficiarias; La información se debe dar en términos generales: vacunas y enfermedades que previene, calendario de vacunación, importancia, recibirla a tiempo; todo ello en lenguaje adecuado; es una medida eficaz. (3)

Factores pediátricos

Un aspecto muy importante vinculado a la seguridad de las vacunas son las precauciones y contraindicaciones de cada vacuna con la finalidad de evitar situaciones que puedan poner en riesgo al paciente.

Contraindicaciones: Es una condición del individuo que aumenta de forma importante el riesgo de padecer un efecto adverso grave si se le administra una vacuna concreta, la mayoría de las contraindicaciones son temporales y una vez pasada esa situación el paciente podrá ser vacunado.(24)

Contraindicaciones temporales: Las contraindicaciones temporales permiten la administración de una vacuna una vez resueltas. Como son enfermedad; cualquier enfermedad moderada o grave (crisis asmática, cardiopatía descompensada, diarrea aguda.), con o sin fiebre, es una contraindicación temporal para la administración de las vacunas, salvo situación de riesgo epidémico muy elevado. Una vez desparecida la situación podrán recibir vacunas. (19)

En cuanto a la edad de administración puede considerarse una contraindicación. La vacuna triple vírica no se aconseja administrarla antes de los 12 meses de vida porque puede interferir con los anticuerpos maternos y no producir una respuesta inmunológica completa, aunque en situaciones epidémicas se puede administrar a partir de los 6 meses de edad, aunque posteriormente deberá recibir dos dosis a partir de que cumpla los 12 meses de edad. Igualmente, la vacuna frente a la hepatitis A, se administra a partir de los 12 meses de edad, la antigripal a partir de los 6 meses de edad y los componentes de carga antigénica estándar de difteria y tosferina (D y P) solo se pueden aplicar hasta los 7 años.(24)

Precauciones: son situaciones en las que la administración de una vacuna condiciona un mayor riesgo de presentar un efecto adverso o bien que la respuesta inmunitaria a la vacuna pueda ser insuficiente y no permita obtener una adecuada protección.

Algunas situaciones consideradas precauciones son: Cuadro de hipotonía-hipo respuesta (cuadro similar al shock) o fiebre superior a 40,5 °C o cuadro de llanto persistente de 3 o más horas en las 48 horas posteriores, o convulsiones en las 72 horas siguientes a la administración de una dosis de cualquier vacuna con el componente de la tosferina. Trastorno neurológico progresivo, incluidos espasmos infantiles, epilepsia no controlada y encefalopatía progresiva. En estos casos se recomienda retrasar la vacunación hasta la estabilización del proceso. (3,15,16,26,27)

Pacientes con enfermedades crónicas y/o inmunodepresión: la respuesta a la vacunación puede ser subóptima en algunos de estos pacientes, por lo que las vacunas deben administrarse atendiendo a este hecho. Se ha comentado previamente que en caso de inmunodepresión las vacunas atenuadas están contraindicadas en la mayoría de las situaciones.

La administración de productos biológicos (inmunoglobulinas o sangre) antes de la administración de la vacuna triple vírica o la de la varicela. Una excepción a la anafilaxia como contraindicación son los niños con alergia anafiláctica al huevo ya que pueden recibir la vacuna triple vírica en el centro de salud, porque prácticamente no tiene proteínas de huevo, eso sí esperando posteriormente 15- 30 minutos en la sala de espera como con todas las vacunas. (27–30)

1.5.5 El cuidador

Los cuidadores cuidan de niños y bebés cuyos padres o tutores van a trabajar. Además de proporcionar los cuidados básicos con responsabilidades prácticas como lavarlos, vestirlos y darles de comer, fomentan el desarrollo social y educativo de los niños; asimismo, les proporcionan un ambiente seguro y estimulante para aprender y jugar.(20)

Los cuidadores de niños proporcionan un ambiente seguro y estimulante en el que los niños puedan jugar, aprender y desarrollar nuevas habilidades. Animan a los niños a participar en actividades como el dibujo o la pintura, la lectura de cuentos y los juegos. Los cuidadores de niños suelen estar autorizados para cuidar hasta seis menores de ocho años. Sólo tres de ellos pueden ser menores de cinco años. Es importante que los cuidadores de niños establezcan una buena relación con los padres. (24)

Entre estos factores es importante que los cuidadores vinculen la atención medida preventiva en sus niños, principalmente en la prevención al uso de vacunas, ambas partes es probable que se traten diversas cuestiones como, por ejemplo, asegurarse de que el niño es feliz y recibe estímulos, acordar qué tipo de comportamiento es aceptable, planificar la dieta del niño (por ejemplo, si tiene alguna alergia), etc. En estos casos, los cuidadores planifican el uso de libros, juguetes y actividades para atender a las necesidades físicas y emocionales del niño.

Algunas características de los cuidadores son tener iniciativa y tomar decisiones, mantener la calma bajo presión y en situaciones de emergencia, mostrar comprensión y dar ánimo, soportar el ruido y las constantes demandas de atención, trabar relaciones amistosas y abiertas con los niños y con los padres, mostrar a los padres que se es digno de confianza y responsable. Resulta útil tener conocimientos de primeros auxilios, higiene y nutrición, y es muy importante prestar atención a la seguridad. (12,31)

El niño de 3 a 5 años, desarrollo y crecimiento
Es un periodo de gran enriquecimiento en la interrelación. El niño está escolarizado en la escuela de nivel básico infantil denominado comúnmente "preescolar"; lo que implica una ampliación y aprendizaje de respeto a normas sociales y de convivencia; en los aspectos motores, la carrera se hace estable y la madurez de las habilidades motoras implica la capacidad de juegos que necesiten estabilidad y equilibrio (bicicleta, balón), así como de juegos de intercambio social con otros niños de su entorno. (20)

El vocabulario va a aumentar hasta llegar a ser de alrededor de dos mil palabras; el aumento de la fluidez, aumento de vocabulario y capacidad para elaborar frases de número creciente de palabras. La alimentación conoce variaciones en la cantidad, con días de aparente inapetencia y otros de ingesta normal. Por ello, lo más útil, para evitar situaciones de inquietud y preocupación en los padres, es que consideren la ingesta media semanal, más estable, en vez de medir la ingesta concreta de cada día. (24)

El pensamiento moral emerge con la percepción de lo que es correcto e incorrecto, así como la percepción de modo empático hacia las dificultades de otros. El niño empieza a ser consciente y a adoptar actitudes comprensivas ante la realidad de que no sólo existen sus deseos y dificultades, sino también las de las personas de su entorno.(32)

La interrelación en el seno de la familia adquiere una gran importancia: las normas que hay que respetar que deben ser claras; el sentido del castigo definido como el desagrado que puede producir en sus padres la no aceptación de las normas familiares o el intento de imponer los caprichos infantiles; y, sobre todo, los padres como modelo constituyen el puntal más importante del desarrollo emocional de este periodo· (12–14,33–35)

1.7 Marco referencial

Se realizó una búsqueda exhaustiva de investigaciones que plasmen resultados de las variables que se incluyen en este proyecto relacionadas con la vacunación de niños de tres a seis años:

Palacios Ríos & et al 2018 en su artículo cumplimiento del esquema nacional de vacunación en pacientes pediátricos que acuden a consulta externa en un hospital de tercer nivel en su estudio transversal, descriptivo en pacientes menores de 12 años concluye las principales razones para la falta de cumplimiento de los esquemas fueron: hospitalización, indicación médica para no vacunación y falta de abasto en el centro de vacunación. En las adolescentes, la vacuna de virus de papiloma humano (VPH) tiene un cumplimiento de 66% en las primeras dos dosis y solo 33% en la tercera. (32)

Caldeóon Alarcón, Ccaccya Serna, Ccente Pérez 2021 en su trabajo de investigación relación que existe entre los factores socioculturales y el cumplimiento del Esquema Nacional de Vacunación en los niños menores de 5 años que asisten al Centro de Salud, Los Olivos, Lima 2021, tipo de investigación no experimental de corte transversal, de método descriptivo y diseño correlacional concluye que la variable factores socioculturales está relacionada directa y positivamente con la variable cumplimiento del esquema nacional de vacunación, según la correlación de Spearman de 0.673 (24)

Vallejo Carrasco 2018, en su tesis de grado factores asociados al incumplimiento del esquema de vacunación en niños de 0 a 5 años que pertenecen a un subcentro de salud de la ciudad de Guayaquil, la investigación realizada es de tipo descriptivo con enfoque prospectivo, de método cuantitativo y diseño transversal. La población que se tomó fueron 50 niños junto a sus cuidadores, concluye el factor que ocasiono el mayor incumplimiento del esquema de vacunación fue el tiempo con el 40% y la complicación que se presentó fue la gastroenteritis con el 12%. (20)

Yimam Alí, Fantahun Ayenew, Lago Ayenew, Haileab Fekadu 2020 mencionan la utilización deficiente de los servicios de salud materna asociada con vacunación incompleta entre niños de 12 a 23 meses en Etiopía, Human Vaccines & Immunotherapeutics, Se realizó un estudio transversal basado en la comunidad en el distrito de Kulaber de agosto a septiembre de 2017. Se seleccionó un total de 480 participantes mediante la técnica de muestreo multi etápico estratificado, concluyo que el nivel educativo de la madre/cuidador, la vacunación depende de la madre, los seguimientos prenatales, el lugar del parto y vivir cerca de los establecimientos de salud se asociaron significativamente con la vacunación incompleta. (63)

Isidro Ríos, Gutiérrez Aguado 2021, los factores prenatales asociados al incumplimiento del esquema básico de vacunación en menores de 5 años. En su estudio observacional, retrospectivo, analítico y transversal concluye que los factores de riesgo prenatales asociados al incumplimiento del esquema básico de vacunación en menores de 5 años fueron la edad materna, el número de controles prenatales inadecuados y la gestante no haber recibido la vacuna antitetánica. (64)

De Loera Díaz & et al 2021 asocio las razones del incumplimiento del esquema básico de vacunación en una comunidad rural de Aguascalientes, estudio de enfoque cualitativo, transversal mediante una entrevista estructurada concluyo las razones expresadas por las madres fueron diversas y muchas de estas referidas en estudios anteriores, lo que resalta en esta investigación y la principal razón identificada fue el desinterés para su cumplimiento. El incumplimiento del esquema básico de vacunación es un fenómeno multifactorial en donde la educación para la salud es un tema indispensable para su resolución; siendo una comunidad rural, su población se vuelve más vulnerable, por lo que se debe intervenir en las razones identificadas. (21)

Capítulo II Metodología

En el siguiente capítulo, se describe el diseño, población, instrumento y procedimientos y como se han de proteger los derechos humanos de los participantes en la investigación.

2.1 Diseño de estudio

El presente trabajo de investigación es de diseño cuantitativo - descriptivo de corte transversal, porque se parte del método deductivo en el que se plantea un problema con base en un marco teórico.

2.2 Población

Para el desarrollo del proyecto, se trabajó con todas las madres de familia del Jardín de niños que asistieron durante abril del 2023. La población estuvo conformada por alumnos del jardín de niños, la muestra fue un total de 26 madres que tienen niños de 3 a 5 años que asisten al Jardín de niños "José Vasconcelos", el muestreo no probabilístico por disposición de la muestra.

2.3 Criterios de selección

Criterios inclusión

- Madres/padres/cuidadores de niños de 3 a 5 años.
- Que cuenten con cartilla de vacunación.
- Que sus hijos asistan al jardín de niños José Vasconcelos.
- Que acepten participar en la encuesta.
- Padres y madres de familia.
- Capacidad verbal para responder el cuestionario.

Criterios exclusión

- Madres/padres/cuidadores que no cuenten con cartilla de vacunación.
- Madres/padres/cuidadores que presenten imposibilidad física para hablar o que se encuentren en estado de inconsciencia.

2.4 Límites de espacio y tiempo

Espacio:
La investigación se realizó en una escuela de educación básica en la comunidad de San Juan Tizahuapan, Epazoyucan, Hidalgo.

Tiempo:
El estudio se llevó a cabo en niños menores de 5 años, durante el mes abril 2023.

2.5 Instrumento de evaluación

Mediante la recolección sistemática de la información del cuestionario: Factores Socioculturales y su Relación en el Cumplimiento del Esquema Nacional de Vacunación en Niños Menor es de 5 años con las siglas CEIFSRCENVNMA (2023) de la autora Algedones Sotelo M. E. (2018), el cual tiene una confiabilidad 95%, validado por el Alfa de Crombach 0.87 para las variables factores socioculturales y cumplimiento del esquema nacional de vacunación; este consta de 38 ítems la cual se dividió en: factores sociales con 14 ítems, factores culturales con 9 ítems, cumplimiento de la cartilla de vacunación con 7 ítems y autodisciplina de la madre con 8 ítems, con las opciones A.-siempre, B.- algunas veces, C.-muy pocas veces, D.-nunca.

2.6 Procedimiento para la recolección de datos

1. Se seleccionó el jardín de niños como centro del proyecto de investigación, se presentó el protocolo de investigación a los directivos del jardín de niños se informó a la directora sobre los beneficios de desarrollar el proyecto

mediante un oficio (anexo D y E) donde se especificaba el porqué, para que y con qué fines se desarrollaría la investigación.

2. Se seleccionaron los días de aplicación del instrumento, el día acordado se presentó en el jardín de niños, previamente se informó a las madres de familia por parte de la directora que llevarán sus cartillas de vacunación para cotejar la información. Por la mañana se citó a las madres o tutoras de los niños, en el aula de usos múltiples de la escuela de educación básica de preescolar, se les explicó sobre el llenado de la cédula de datos (anexo C).

3. Se leyó el consentimiento informado y consensuado en el cual se garantizó confidencialidad de la información (anexo B). Donde se les explicó de manera detallada que su participación voluntaria y que los datos obtenidos serán utilizados para fines de enseñanza, se disiparon de manera individual las dudas o sugerencias que las madres de familia formularon en ese momento.

4. Se realizó la aplicación del instrumento (anexo C) a las madres/padres/o cuidadores de niños de 3 a 5 años que cuenten con cartilla de vacunación que reunieron los criterios de selección.

5. Se plasmó la información en tabulación de los datos, por medio de la operacionalización de variables (anexo A) y la elaboración de las tablas estadísticas y finalmente se analizó los resultados obtenidos, se utilizó SPSS, obteniendo frecuencias, porcentajes y gráficas.

2.7 Consideraciones éticas

Para la realización de esta investigación se tomaron en cuenta aspectos éticos sustentados en el **Reglamento de la Ley General de Salud** (1987) en materia de Investigación de los aspectos éticos de la investigación en seres humanos, contenido en el título segundo, capítulo I y capítulo III.

Del capítulo I de acuerdo con el artículo 13, se respetó la dignidad y protección de los derechos y bienestar de los participantes; conforme a lo establecido por el artículo 14, la investigación se desarrolló ajustándose a los principios científicos y éticos que la justifiquen. De acuerdo con el artículo 17 se consideró que en este caso se trató de una investigación de riesgo mínimo, ya que no se realizó ninguna intervención o modificación intencionada en las variables fisiológicas, psicológicas y sociales de los participantes en el estudio, se utilizó 1 instrumento. Se contó con el consentimiento informado de los padres y de los participantes del estudio, tal como lo establece el artículo 21, y el cual estuvo formulado por escrito, según lo indica el artículo 22.

Artículo 100.- Las investigaciones en seres humanos se desarrollarán conforme a las siguientes bases.

- Deberá adaptarse a los principios científicos y éticos que justifican la investigación médica, especialmente en lo que se refiere a su posible contribución a la solución de problemas de salud y al desarrollo de nuevos campos de la ciencia médica.

- Se deberá contar con el consentimiento informado por escrito del sujeto en quien se realizará la investigación o de su representante legal en caso de Incapacidad legal de aquel.

- De acuerdo con la declaración de Helsinki adoptada por la 18 asamblea médica mundial, en la cual hace referencia que el principal objetivo de una investigación en salud es generar nuevos conocimientos basados en principios éticos para investigaciones en seres humanos.

Además de la realización para esta investigación se tomaron en cuenta los aspectos éticos sustentados en la **Declaración de Helsinki**; como se puede observar en la siguiente información:

La investigación médica está sujeta a normas éticas que sirven para promover el respeto a todos los seres humanos y para proteger su salud y sus derechos individuales. Algunas poblaciones sometidas a la investigación son vulnerables y necesitan protección especial. Se deben reconocer las necesidades particulares de los que tienen desventajas económicas y médicas.

También se debe prestar atención especial a los que no pueden otorgar o rechazar el consentimiento por sí mismos, a los que pueden otorgar el consentimiento bajo presión, a los que no se beneficiarán personalmente con la investigación y a los que tienen la investigación combinada con la atención médica.

Principio ético Número 8.- Aunque el objetivo principal de la investigación médica es generar nuevos conocimientos, este objetivo nunca debe tener primacía sobre los derechos y los intereses de la persona que participa en la investigación.

Principio ético Número 9.- En la investigación médica, es deber del médico proteger la vida, la salud, la dignidad, la integridad, el derecho a la autodeterminación, la intimidad y la confidencialidad de la información personal de las personas que participan en investigación. La responsabilidad de la protección de las personas que toman parte en la investigación debe recaer siempre en un médico u otro profesional de la salud y nunca en los participantes en la investigación, aunque hayan otorgado su consentimiento.

Este proyecto se realizó bajo el enfoque de un método descriptivo por lo que se considera una investigación sin riesgo, y fue aceptada por el personal directivo de la escuela de educación básica de preescolar, con sede en la comunidad de San Juan Tizahuapan, Epazoyucan, Hidalgo; con el oficio 190423 en el cual en este estudio se respeta la privacidad de los participantes adultos, niños con un fin académico. (anexo E)

2.8 Plan de análisis estadístico

Para el análisis de datos se utilizará el paquete estadístico Statistical Package For The Social Sciences (SPSS) versión 27, se empleará estadística descriptiva para medir frecuencias, porcentajes, y algunas medidas de tendencia central y gráficos; así como estadística inferencial para la comprobación de la hipótesis por medio de la correlación de Pearson.

Capítulo III Resultados

Los resultados recolectados se plasmaron de acuerdo con las variables establecidas en cuadros y gráficas que representen porcentajes y estadística inferencial respectivamente.

3.1 Datos sociodemográficos y culturales

En la Tabla 5 se encontró que la edad de las madres de los niños oscila en el rango de 31 a 40 años, lo cual equivale al 50%.

En cuanto al estado civil de la madre se encontró que el 46.2% son casadas y solo un 3.8% solteras; sobre la ocupación de la madre se encontró que el 26.9% se dedica a actividades del hogar, un 23.1% son trabajadores privados, un 50% trabajadores públicos, el nivel de estudio de la madre se encontró, que el 57.7 % estudio la licenciatura, un 23.1% termino la secundaria.

Se identificó que el 100% habla español, en la procedencia de la madre el 46.2% proviene de la ciudad y el 42.3 % del municipio, en la forma en como está compuesta su familia encontramos que un 69.2% vive papá, mamá e hijos, un 15.4% viven en casa mamá e hijos, y un 11.5% viven papá, mamá, hijos y abuelos, un 3.8% viven en casa papá e hijos.

En cuanto al lugar de nacimiento del niño, encontramos que el 84.6% nació en hospital, un 15.4% nació en clínica, en cuántos hijos tienen, se encontró que, un 73.1% tiene menos de 3 hijos, y el 26.9 tienen 3 o 4 hijos.

Tabla 3
Distribución de los Factores sociodemográficos de la población estudiada.

Frecuencia (%)

Edad de la Participante	19 o Menos	1(3.8)
	20 a 30	9(34.6)
	De 31 a 40	13(50)
	Mayor de 41	3(11.5)
Estado Civil	Soltero	1(3.8)
	Casado	**12(46.2)**
	Unión Libre	9(34.6)
	Divorciado	4(15.4)
Ocupación de la Madre	Ama De Casa	7(26.9)
	Trabajador Privado	6(23.1)
	Trabajador Publico	**13(50)**
Escolaridad	Primaria	1(3.8)
	Secundaria	6(23.1)
	Licenciatura	**15(57.7)**
	Posgrado	4(15.4)
Ingreso Mensual Familiar	Mayor A $4900	**13(50)**
	De $2000 A $4800	11(42.3)
	Menos De $2000	1(3.8)
	No Percibe Ingresos	1(3.8)

Fuente: N=26; CEIFSRCENVNMA (2023)

En la siguiente tabla 6, en lo que se refiere a la edad del hijo menor se encontró que, el 88.5% su hijo menor tiene de 2 a 5 años, el 7.7% su hijo menor tiene de 8 a 15 meses, y solo el 3.8% su hijo menor tiene 7 meses o menos, el ingreso mensual familiar encontramos que el 50% percibe un ingreso mayor a $4900, el 42.3 % percibe un ingreso mensual de $2000 a $4800, un 3.8% percibe menos de $2000 pesos mensuales, y el 3.8 % no percibe ningún tipo de ingreso.

Por otro lado, en la casa en la que viven, el 46.2% vive en casa propia, el 30.8 % vive en casa de un familiar, y el 23.1% vive en casa prestada.

Para llevar a su hijo a vacunar, que transporte utiliza, el 38.5 % asiste a vacunar a sus hijos en transporte privado, el 34.6% acude a vacunar a sus hijos a pie, el 15.4% en autobús y solo el 11.5% en taxi, en cuanto a si han escuchado publicidad respecto a la vacunación que su hijo debe llevar a vacunar el 53.8% algunas veces, el 46.2% siempre.

Tabla 4
Distribución de los Factores sociales de la población estudiada.

Frecuencia (%)

Idioma Materno	Español	26(100)
Procedencia de la Madre	Colonia Municipio Ciudad	3(11.5) 11(42.3) **12(46.2)**
Su familia está compuesta por	Papa, Mama e Hijos Mama e Hijos Papa e Hijos Papa, Mama, Hijos y Abuelos	**18(62.9)** 4(15.4) 1(3.8) 3(11.5)
Lugar de nacimiento del niño	Clínica Hospital	4(15.4) **22(84.6)**
Número de hijos tiene	Menos de 3 3 o 4	**19(73.1)** 7(26.9)
Edad del hijo menor	De 7 Meses o Menos De 8 a 15 Meses De 2 a 5 Años	1(3.8) 2(7.7) **23(88.5)**
La casa en la que vive es	Propia De un Familiar Prestada	**12 (46.2)** 8(30.8) 6(23.1)
Tipo de transporte utilizado	Transporte Privado A Pie Autobús Taxi	**10(38.5)** 9(34,6) 4(15.4) 3(11.5)
Si ha escuchado publicidad de vacunación	Algunas Veces Siempre	**14(53.8)** 12(46.2)

Fuente: N=26; CEIFSRCENVNMA (2023)

3.2 Esquema Nacional de Vacunación en los escolares menores de 5 años

Encontramos en la siguiente gráfica 3, que el 84.6% siempre en su familia llevan a vacunar a los niños, el 11.5% algunas veces, y el 3.8% nunca, el 61.5% no considera que recibir varias vacunas debilita el sistema inmunológico, y el 16.4% algunas veces lo considera, el 80.8% lleva a vacunar a sus hijos.

Aunque otras personas le aconsejen que no lo hagan, el 100% cree necesario aplicar las vacunas de repuesto, el 3.8% muy pocas veces considera que las medicinas caseras sustituyen a las vacunas, y el 100% nunca considera que las vacunas son peligrosas y dañinas para la salud.

Gráfica 3
Factores culturales (costumbres y hábitos) de la población estudiada.

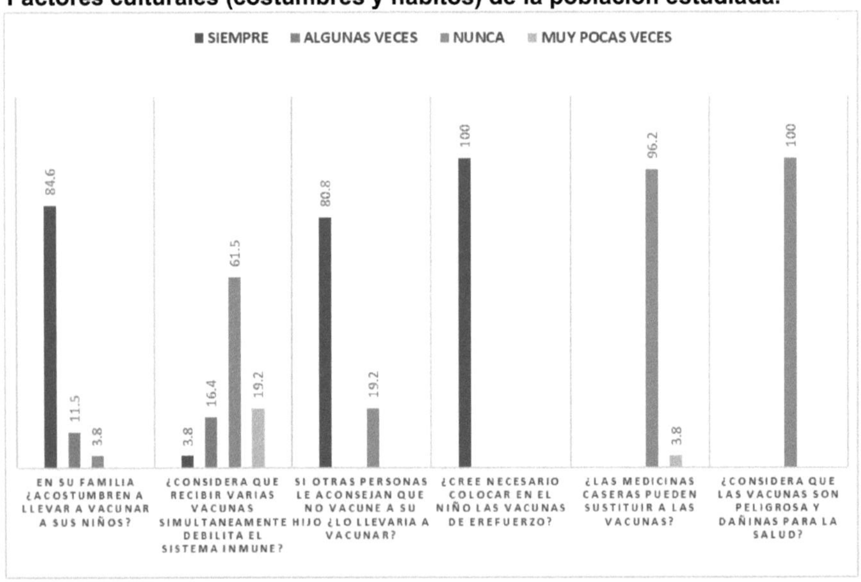

Fuente: N=26; CEIFSRCENVNMA (2023)

En la gráfica 4 se encontró que el 84.6% hasta ahora ha cumplido con llevar a vacunar a su hijo en la fecha programada y el 15.4% algunas veces, el 88.5% siempre se siente comprometido de cumplir con las citas de vacunación e igual número se siente comprometido de informarse sobre los beneficios de las vacunas, el 80.8%.

Por otro lado, cuenta con tiempo para llevar a sus hijos a vacunar y el 15.4% algunas veces, el 38.5% algunas veces encargaría a su hijo con un familiar si él no pudiera llevarlo a vacunar, y el 19.2% nunca lo encargaría, el 96.2% nunca creería que las medicinas caseras puedan sustituir a las vacunas, el 76.9% siempre busca la forma de encontrar una solución si no puede cumplir con la cita de vacunación.

Gráfica 4
Cumplimiento de la cartilla ce vacunación de la población estudiada.

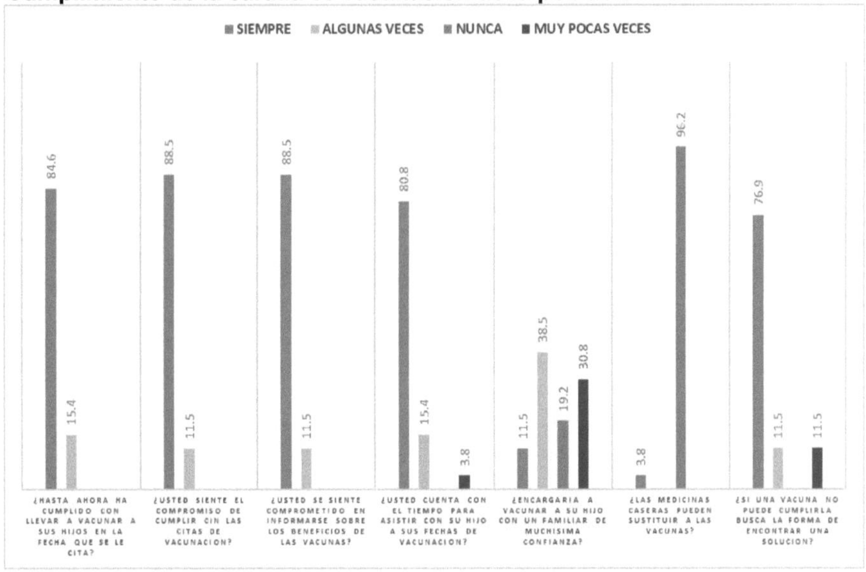

Fuente: N=26; CEIFSRCENVNMA (2023)

Dentro de la gráfica 5, se puede apreciar que el 73.1% siempre asiste a las citas de vacunación programadas, y el 3.8% nunca, el 80.8% siempre mantiene una continuidad en la programación de vacunación.

La población que participo en el estudio, el 92.3% nunca considera que las vacunas son peligrosas y dañinas para la salud, el 69.2% lleva el control de sus citas de vacunación y el 16.4% nunca lleva el control, el 65.4% nunca le echa la culpa de otras enfermedades a las vacunas y el 3.8% siempre lo hace, el 57.7% nunca automedica a su hijo y el 3.8% algunas veces.

Gráfica 5
Autodisciplina de la madre de la población estudiada.

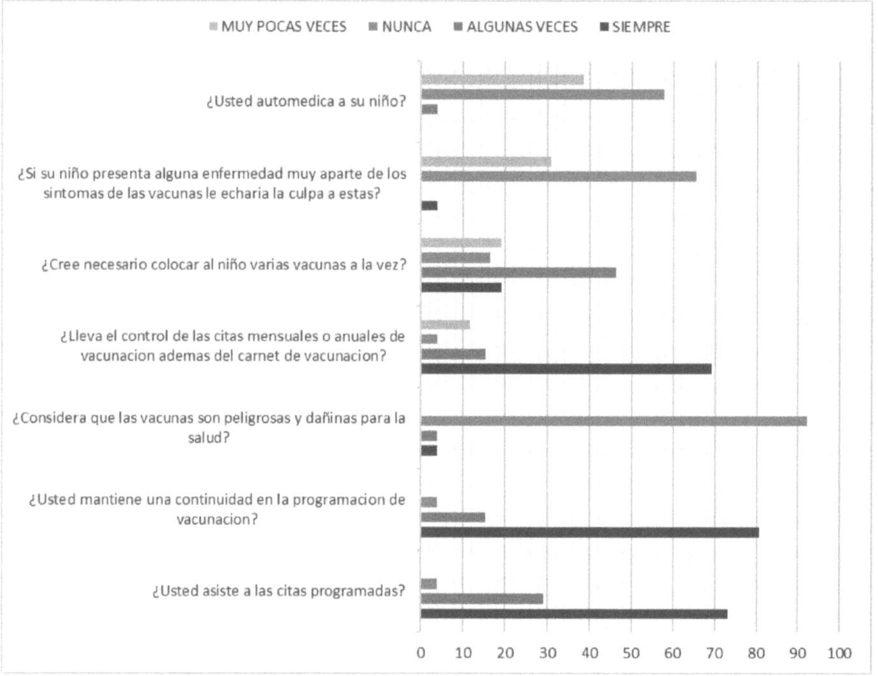

Fuente: N=26; CEIFSRCENVNMA (2023)

En la gráfica 6, se evidencia que el principal motivo por el cual no cumplieron con su cita de vacunación fue por no recordar la fecha el 26.9% y en el mismo porcentaje no han incumplido en sus citas, falta de tiempo 23.1%, dificultad para llegar el 19.2%, y el 3.8% perdida del carné.

Gráfica 6
Motivo de incumplimiento de la población estudiada.

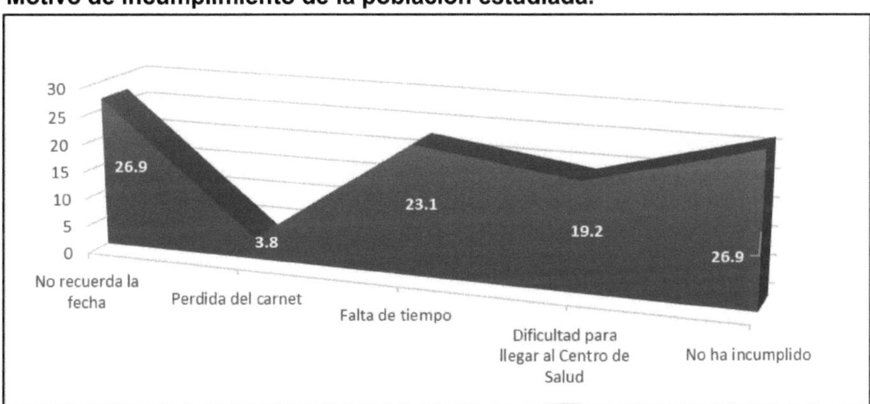

Fuente: N=26; CEIFSRCENVNMA (2023)

3.3 Estadística Inferencial

La correlación de **Pearson** es un método estadístico paramétrico que mide la relación entre dos variables cuantitativas; El coeficiente de correlación de Pearson oscila entre -1 y +1, y su valor indica el tipo de correlación y su fuerza:

- Correlación negativa: Un valor menor que 0 indica una correlación negativa.
- Correlación positiva: Un valor mayor que 0 indica una correlación positiva.
- No hay relación lineal: Un valor de 0, o próximo a 0, indica que no hay relación lineal entre las dos variables.

Para calcular el coeficiente de correlación de Pearson, se deben cumplir ciertos requisitos, como:

- La escala de medida debe ser una escala de intervalo o relación.
- Las variables deben estar distribuidas de forma aproximada.
- La asociación debe ser lineal.
- No debe haber valores atípicos en los datos.

Para la comprobación de la hipótesis de que los factores culturales influyen en el cumplimiento de la cartilla de vacunación encontramos un valor de *P* de .005 y una significancia .001. Lo que indica una correlación positiva fuerte entre los factores culturales y el cumplimiento del esquema de vacunación.

En la tabla 7 observamos que para la comprobación de la H1 donde se incluye la variable, acostumbran a llevar a vacunar a sus niños, el valor de P es 0.044, con una significancia de 0.726, lo que indica una correlación positiva fuerte.

Tabla 5
Factores Culturales

		Valor y Descripción
En caso de que su niña o niño incumpla su cita de vacunación, usted considera que:	En su familia ¿acostumbran a llevar a vacunar a sus niños?	.726 Correlación positiva fuerte.
¿Cree necesario colocar en el niño las vacunas de refuerzo?	En su familia ¿acostumbran a llevar a vacunar a sus niños?	.411 Correlación positiva débil.
	En su familia ¿acostumbran a llevar a vacunar a sus niños?	.646 Correlación positiva media.
¿Considera que las vacunas son peligrosas y dañinas para la salud?	En caso de que su niña o niño incumpla su cita de vacunación, usted considera que	.519 Correlación positiva media.
	¿Las medicinas caseras pueden sustituir a las vacunas	.483 Correlación positiva débil.

Fuente: N=26. CEIFSRCENVNMA (2023)

En la tabla 8 se observa, que para la comprobación de la H1 está incluida la variable, mantiene una continuidad en la programación de la vacunación, el valor de P es 0.039, con una significancia de 0. 533 correlación positiva media.

Tabla 6
Autodisciplina de la Madre

		Valor y Descripción
¿Considera que las vacunas son peligrosas y dañinas para la salud?	¿Usted mantiene una continuidad en la programación de vacunación?	0.494 correlación positiva débil
	¿Usted asiste a las citas programadas?	0.462 correlación positiva débil
¿Cuál es el principal motivo por el que usted incumplió la cita de vacunación?	¿Lleva el control de las citas mensuales o anuales de vacunación además del carnet de vacunación?	0.533 correlación positiva media.
	¿Usted automedica a su hijo?	0.400 correlación positiva débil

Fuente: N=26. CEIFSRCENVNMA (2023)

Con esto se comprueba la hipótesis H1; donde "lleva el control de las citas mensuales o anuales de vacunación además del carnet de vacunación"; obteniendo una correlación de 0.533 positiva media.

Capítulo IV Conclusiones

4.1 Discusión

La información obtenida a partir de los resultados se analizó, para posteriormente hacer una discusión de dichos resultados con las referencias obtenidas durante el proceso de la investigación, de esta forma se identifican tendencias y discrepancias que permiten hacer un aporte a este campo de conocimiento, así como se estableció en los objetivos, permite identificar factores que influyen al incumplimiento del esquema de vacunación en niños menores de 5 años en una escuela de educación básica en la comunidad de San Juan Tizahuapan, Epazoyucan Hidalgo.

Según los resultados obtenidos en esta investigación, con respecto a los factores socioculturales relacionados con el cumplimiento del calendario de vacunación, la edad de la madre de los niños oscila en el rango de 30 a 40 años con 50%. Siendo diferentes a los resultados de Isidro Ríos, Gutiérrez Aguado 2021, donde encontró menos de la mitad son más jóvenes con el mayor porcentaje (42%) de las madres encuestadas que asisten al centro de salud son muy jóvenes con menos de 20 años. (64)

Calderón Alarcón, Ccaccya Serna, Ccente Pérez 2021 en su trabajo de investigación relación que existe entre los factores socioculturales y el cumplimiento del Esquema Nacional de Vacunación en los niños menores de 5 años, se encontró que la variable factores socioculturales está relacionada directa y positivamente con la variable cumplimiento del esquema nacional de vacunación, similar a los hallazgos reportados en este estudio donde, refiere a la perspectiva de la madre en el uso de las vacunas: el 89% cree que las vacunas son necesarias porque previenen o protegen de enfermedades graves, el 61.5% considera que nunca las vacunas debilitan el sistema inmunológico, el 100% cree que es necesario colocar las vacunas de refuerzo y el 100% considera que nunca las vacunas son dañinas. Observándose que las madres sí cumplían el calendario de vacunación, por lo tanto, las enfermedades inmunoprevenibles pueden ser mayor en sus hijos que no están protegidos. (24)

De Loera Díaz & et al 2021, asocio las razones del incumplimiento del esquema básico de vacunación en una comunidad rural de Aguascalientes, estudio de enfoque cualitativo, transversal mediante una entrevista estructurada concluyo las razones expresadas por las madres fueron diversas y muchas de estas referidas en estudios anteriores, lo que resalta en esta investigación y la principal razón identificada fue el desinterés para su cumplimiento. En los resultados encontrados, el 26.9% no ha incumplido con el carné de vacunación, el mismo número no ha recordado la fecha y un 23.1% no ha cumplido por falta de tiempo.(21)

La autodisciplina de la madre y los factores culturales sí influyen en el cumplimiento de la cartilla de vacunación. Con esto comprobamos lo escrito por Nola Pender el Modelo de Promoción de la Salud expone cómo las características y experiencias individuales, así como los conocimientos afectan la conducta lleva al individuo a participar o no en comportamientos de salud, los factores situaciones como el conocimiento y la autodisciplina si influyen en que las madres cumplan con el calendario de vacunación, aceptando la hipótesis.

4.2 Conclusiones

A través de esta investigación se observa que las madres cuyos hijos asisten a una escuela de educación básica de preescolar dentro de la comunidad de San Juan Tizahuapan, Epazoyucan Hidalgo; más de la mitad se encuentra informada sobre el esquema e importancia de la vacunación en niños menores de 5 años. Se puede apreciar que casi la mitad de las madres no han incumplido en la fecha de vacunación de sus hijos, la causa primordial por la cual los responsables de los niños no cumplen con la cartilla de vacunación, fue por no recordar la fecha en más de la mitad, la falta de tiempo la cuarta parte, en una décima parte influye perdida del carnet.

Los factores sociales que intervienen en la decisión de las madres de familia o cuidadores para cumplir con el esquema completo de vacunación son la edad de la madre y su preparación académica.

Los factores culturales que intervienen en el cumplimiento o incumplimiento del esquema completo de vacunación son la influencia que la familia ejerce sobre la decisión de la madre de familia para llevar a vacunar a sus hijos y en esta investigación no encontramos ningún factor cultural que intervenga en la decisión de vacunar a sus hijos y cumplir con su esquema completo.

Hay una correlación positiva entre la autodisciplina de la madre o cuidador del niño, como asistir a sus citas programadas, mantener una continuidad en la programación de vacunación, no automedicar a sus hijos; se concluye que existe una relación importante entre la autodisciplina de la madre y el cumplimiento del Esquema Nacional de Vacunación, donde influye su participación en la conducta promotora de salud y la adopción de un compromiso para un plan de acción, como se comprobó a través de Nola Pender en su Modelo de Promoción a la Salud.

En este estudio, se encontró diferencias significativas entre los factores personales, culturales, sociales y situacionales que influyan, en que las madres para cumplir con el esquema de vacunación en sus hijos; por ejemplo, el nivel de educación de la madre, la cuarta parte que tienen nivel licenciatura, si vacunan a sus hijos. La variable de nivel de educación de la madre, sí influye en el cumplimiento de la cartilla de vacunación del menor de 5 años.

4.3 Sugerencias

A través del estudio que se realizó, se observó que las madres cuyos hijos asisten a la escuela de educación básica; preescolar con sede en la comunidad de San Juan Tizahuapan, Epazoyucan, Hidalgo; más de la mitad se encuentra informada sobre el esquema e importancia de la vacunación en niños menores de 5 años. Se puede apreciar que casi la mitad de las madres no han incumplido en la fecha de vacunación de sus hijos, la causa primordial por la cual los responsables de los niños no cumplen con la cartilla de vacunación, fue por no recordar la fecha en más de la mitad, la falta de tiempo la cuarta parte, en una décima parte influye perdida del carnet.

Los factores sociales que intervienen en la decisión de las madres de familia o cuidadores para cumplir con el esquema completo de vacunación; como la edad de la madre y su preparación académica.

Los factores culturales que intervienen en el cumplimiento o incumplimiento del esquema completo de vacunación; se identificó la influencia que la familia ejerce sobre la decisión de la madre de familia, para llevar a vacunar a sus hijos y en el estudio no encontramos ningún factor cultural; que intervenga en la decisión de vacunar a sus hijos y cumplir con su esquema completo.

Hay una correlación positiva entre la autodisciplina de la madre o cuidador del niño, como asistir a sus citas programadas, mantener una continuidad en la programación de vacunación, no automedicar a sus hijos; donde se concluye que existe una relación importante entre la autodisciplina de la madre y el cumplimiento del Esquema Nacional de Vacunación, influyendo en su participación en la conducta promotora de salud; y la adopción de un compromiso para un plan de acción; como lo demuestra Nola Pender en su Modelo de Promoción a la Salud.

En este estudio, se encontraron diferencias significativas entre los factores personales, culturales, sociales y situacionales de las madres; para decir cumplir con el esquema de vacunación en sus hijos; por ejemplo, el nivel de educación de la madre, es un factor que influye en el cumplimiento de la cartilla de vacunación del menor de 5 años.

Referencias

1. Moreno-Pérez D, Álvarez García FJ, Arístegui Fernández J, Cilleruelo Ortega MJ, Corretger Rauet JM, García Sánchez N, et al. Calendario de vacunaciones de la Asociación Española de Pediatría (CAV-AEP): recomendaciones 2016. An Pediatr (Engl Ed). 2016;84(1):60. e1-60. e13.

2. Universidad Nacional Autónoma de México. Las vacunas salvan vidas. Revista De Divulgación Del Instituto De Biotecnología De La Unam. 2019;19.

3. Merino Moína Pediatra El Greco Getafe Madrid MC, Bravo Acuña Pediatra El Greco Getafe Madrid JC. Generalidades sobre vacunas: cosas prácticas. Curso de Actualización en Pediatría. 2018;3.

4. Galindo Santana BM, Arroyo Rojas L, Concepción Díaz D. Seguridad de las vacunas y su repercusión en la población. Rev Cub Salud Publica. 2011;37(1).

5. Merino Moína Pediatra El Greco Getafe Madrid MC, Bravo Acuña Pediatra El Greco Getafe Madrid JC. Generalidades sobre vacunas: cosas prácticas. Curso de Actualización en Pediatría. 2018;3.

6. OMS. Plan de Acción Mundial sobre Vacunas. In: Oms. 2020.

7. Ministerio de Salud y Protección Social. Lo que debes saber sobre las vacunas. Unicef. 2021;

8. Hospital de Niños Ricardo Gutiérrez. Generalidades de Vacunas. XVo Curso Latinoamericano "Actualización en Inmunizaciones a Distancia 2021." 2021;

9. Aristizábal Hoyos GP, Blanco Borjas DM, Sánchez Ramos A, Ostiguín Meléndez RM. El modelo de promoción de la salud de Nola Pender. Una reflexión en torno a su comprensión. Enfermería Universitaria. 2018;8(4).

10. LatinComm. Historia y avances de la vacunación en México. LatinComm, latest review. 2015;

11. Arellán-Regalado M. Conocimientos y actitudes de madres con hijos menores de 5 años sobre vacunas. CASUS Revista de Investigación y Casos en Salud. 2018;3(3).

12. Escobar F, Osorio M, Hoz F. Motivos de no vacunación en menores de cinco años en cuatro ciudades colombianas. Revista Panamericana de Salud Pública. 2018;41.

13. Quirola Gavilánez JC, Herrera López JL. Factores socioculturales relacionados al cumplimiento de los esquemas de vacunación en menores de 2 años durante el confinamiento. Sapienza: International Journal of Interdisciplinary Studies. 2022;3(1).

14. Auris Contreras JM. Factores Asociados En El Incumplimiento Del Calendario De Vacunacion De Los Niños Menores De 2 Años, En Un Centro De Salud-Minsa-Lima 2017. concytec. 2018;

15. Santos-Preciado JI. Nuevo esquema de vacunación en México. Salud Publica Mex. 1999;41(1).

16. Orellana Centeno JE, Guerrero Sotelo RN. El proceso de vacunación en México. Revista de la Asociación Dental Mexicana. 2021;78(5).

17. Cobertura de vacunación en niños y adolescentes en México: esquema completo, incompleto y no vacunación [Internet]. [cited 2023 Mar 28]. Available from: https://www.scielo.org.mx/scielo.php?script=sci_arttext&pid=S0036-36342013000800028

18. Díaz-Ortega JL, Ferreira-Guerrero Elizabeth, Trejo-Valdivia B, Téllez-Rojo MM, Ferreyra-Reyes L, Hernández-Serrato M, et al. Cobertura de vacunación en niños y adolescentes en méxico: Esquema completo, incompleto y no vacunación. Salud Publica Mex. 2013;55(SUPPL.2).

19. Hernández-Ávila M, Palacio-Mejía LS, Hernández-Ávila JE, Charvel S. Vacunación en México: coberturas imprecisas y deficiencia en el seguimiento de los niños que no completan el esquema. Salud Publica Mex. 2020;62(2).

20. Repositorio Digital UCSG: Factores asociados al incumplimiento del esquema de vacunación en niños de 0 a 5 años que pertenecen a un subcentro de salud de la ciudad de Guayaquil. [Internet]. [cited 2023 Mar 28]. Available from: http://repositorio.ucsg.edu.ec/handle/3317/10071

21. Ricardo J, Loera-Díaz D, Nataly I, Teresa M, de Aguascalientes A, Gómez-Chávez M, et al. Razones del incumplimiento del esquema básico de vacunación en una comunidad rural de Aguascalientes. Periodicidad: Cuatrimestral. 2021; 16:2021.

22. Secretaría de Salud. Programa de acción específico vacunación universal 2013-2018. Programa Sectorial de Salud. 2018;

23. Noriega-Rubalcaba A, Nieto-Ortega E, Vivanco-Gómez E, Durán-Méndez A, Ortega DP, Peón AN. Estrategia de vacunación en México y diversidad de vacunas. Revista de la Sociedad Española de Beneficencia. 2021;2(1).

24. Factores socioculturales y cumplimiento del esquema nacional de vacunación en los niños menores de 5 años en el centro de salud Lliupapuquio – Apurimac, 2021 [Internet]. [cited 2023 Mar 28]. Available from: http://repositorio.unac.edu.pe/handle/20.500.12952/6592

25. Organización Mundial de la Salud. Plan de Acción Mundial sobre Vacunas 2011-2020. Organización Mundial de la Salud. 2013;

26. Organización Mundial de la Salud. Vacunas contra la Varicela. Boletín epidemiológico semanal. 2019;87(28–29).

27. Guevara-Saldaña L, Calle-Alvarez AM, Ramirez-Giraldo RH, Chinchilla-Mejia C, Cardona-Villa R. Mitos y realidades sobre alergia a vacunas. Acta Médica Colombiana. 2018;44(2).

28. Ramíres-Pereda N, Regalado-Santiago C, Cruz-Sánchez JJ, Rodríguez-Cortes O, Gonzalez Cano P. Vacunas, adyuvantes y bacteriófagos como vectores vacunales. REVISTA BIOMÉDICA. 2020;31(3).

29. Galdos Kajatt O. Vacunas contra el virus papiloma humano. Revista Peruana de Ginecología y Obstetricia. 2018;64(3).

30. Osakidetza. Manual de Vacunaciones. 2016. Clasificación de las vacunas: Principios y recomendaciones generales:

31. Regalado-Vasquez ZM, Peralta-Cárdenas F, Yamasqui JL, Cruz-Gavilanes MT. Factores asociados al incumplimiento del esquema de vacunación y micronutrientes en mujeres gestantes de la Parroquia Ingapirca del Cantón Cañar, periodo noviembre 2016-abril 2017. Polo del Conocimiento. 2018;3(9).

32. Cumplimiento del esquema nacional de vacunación en pacientes pediátricos que acuden a consulta externa en un hospital de tercer nivel [Internet]. [cited 2023 Mar 28]. Available from: https://www.imbiomed.com.mx/articulo.php?id=111093

33. Isidro Ríos TL, Gutiérrez Aguado A. Prenatal Factors Associated with Breach of The Basic Vaccination Scheme in Under 5 Years Of Age. Revista de la Facultad de Medicina Humana. 2021;21(2).

34. Escobar-Díaz F, Bibiana Osorio-Merchán M, De la Hoz-Restrepo F. Motivos de no vacunación en menores de cinco años en cuatro ciudades colombianas. Revista Panamericana de Salud Pública. 2017;41.

35. Muñoz-Trinidad J, Villalobos-Navarro A, Gómez-Chávez JR, De Loera-Díaz IN, Nieto-Aguilar A, Macías-Galaviz MaT. Razones del incumplimiento del esquema básico de vacunación en una comunidad rural de Aguascalientes. Lux Médica. 2021;16(47).

36. Departamento de redacción médica de LatinComm S.A. México: País pionero en la producción local de vacunas. Historia y avances de la vacunación en México. Latest Review. 2015;

37. Di Fabio JL, Agudelo CI, Castañeda E. Sistema Regional de Vacunas (SIREVA), vigilancia por laboratorio y desarrollo de vacunas para Streptococcus pneumoniae: análisis bibliométrico, 1993-2019. Revista Panamericana de Salud Pública. 2020;44.

38. Coronada M, Hidalgo G. Vacunas de ARN: la más prometedora generación de vacunas. 2021.

39. Alarcón Velásquez LN, Mogollón Torres F de M. Reacciones adversas a la vacuna con BCG y cuidados maternos en el hogar en niños menores de 1 año. ACC CIETNA: Revista de la Escuela de Enfermería. 2021;8(2).

40. Morales P, Balcells ME. La relevancia actual de la vacuna BCG en la prevención de tuberculosis infantil. Andes Pediatrica. 2019;90(6).

41. Rada Cuentas J. Vacuna BCG. Rev Soc Boliv Pediatr. 1998;37(1).

42. Dal Lago JE, Levy EJ. Osteomielitis de tibia secundaria a la vacuna BCG en un paciente pediátrico inmunocompetente. Reporte de un caso. Revista de la Asociación Argentina de Ortopedia y Traumatología. 2020;85(2).

43. Real Delor RE. Respuesta inadecuada a la vacuna contra la hepatitis B en personal de salud del Hospital Nacional, Paraguay. Rev Fac Cienc Med. 2018;75(3).

44. Garassini M. Vacuna contra la hepatitis B. Gen. 1982;36(2–3).

45. Fernández Nieto MI. Seroconversión de la vacuna anti- hepatitis B en el personal de salud. Enfermería Investiga Investigación Vinculación Docencia y Gestión. 2019;4(3).

46. Zachou K, Sarantopoulos A, Gatselis NK, Vassiliadis T, Gabeta S, Stefos A, et al. Hepatitis B virus reactivation in hepatitis B virus surface antigen negative patients receiving immunosuppression: A hidden threat. World J Hepatol. 2013;5(7).

47. Cruchet R, Dezanet LNC, Maylin S, Gabassi A, Rougier H, Miailhes P, et al. Association of hepatitis B Core-related antigen and antihepatitis B core antibody with liver fibrosis evolution in human immunodeficiency virus-hepatitis B virus coinfected patients during treatment with tenofovir. Open Forum Infect Dis. 2020;7(7).

48. Lacruz-Rengel MA, Calderón J, Angulo F, Mata A, Quintero Y. Conocimiento materno sobre estrategias básicas de prevención en enfermedad diarreica aguda TT - Maternal knowledge of basic prevention strategies in acute diarrheal disease. Arch venez pueric pediatr. 2012;75(4).

49. Iskander JK, Gidudu J, Arboleda N, Huang WT. Selección de los principales problemas de seguridad de las vacunas. Annales Nestlé (Ed española). 2008;66(2).

50. González Chávez R. Estacionalidad de la infección por rotavirus en Venezuela: relación entre la incidencia mensual de rotavirus y los índices pluviométricos. Invest Clin. 2015;56(3).

51. Lacruz-Rengel M, Calderón J, Angulo F, Mata A, Quintero Y. Conocimiento materno sobre estrategias básicas de prevención en enfermedad diarreica aguda. Arch Venez Pueric Pediatr. 2012;75(4).

52. Ordóñez BR. Investigación epidemiológica sobre el poder antígeno de la vacuna antiinfluenza. Prensa Med Mex. 1972;37(7).

53. Keller F. K, Sepúlveda S. O, Ibarra M. L. Influenza equina: Respuesta serológica en equinos inmunizados con vacuna antiinfluenza equina bivalente. Avances en Ciencias Veterinarias. 2010;5(2).

54. Romero M, Sandoval M, Tamayo K, Vivas J, Vizcaya C, D`Apollo R. Cobertura y cumplimiento del esquema de inmunizaciones en niños hasta 5 años, Las Cuibas, Estado Lara. Revista Venezolana de Salud Pública. 2014;2(1).

55. Perret P C. Influenza pandémica a un año de la primera ola: ¿Qué podemos decir ahora? TT - Pandemic influenza one year after the first wave: What did we learn? Revista chilena de infectología. 2010;27(2).

56. González-Abad MJ, Alonso-Sanz M. Enfermedad invasora neumocócica en pediatría: ¿qué puede esperarse de la nueva vacuna conjugada neumocócica 13-valente? Vacunas. 2012;13(3).

57. Moreno-Pérez D, Álvarez García FJ, Arístegui Fernández J, Cilleruelo Ortega MJ, Corretger Rauet JM, García Sánchez N, et al. [Immunisation schedule of the Spanish Association of Paediatrics: 2017 recommendations]. An Pediatr (Barc) [Internet]. 2017 Feb 1 [cited 2023 Mar 28];86(2):98. e1-98. e9. Available from: https://pubmed.ncbi.nlm.nih.gov/28038948/

58. Sánchez J, Ramírez R, Cardona R. Frecuencia de las reacciones alérgicas a la vacuna triple viral en pacientes con alergia al huevo. Biomedica. 2018;38(4).

59. Eduardo Mazzi Gonzales de Prada A, Aliaga Uria O, Rodrigo Diana C, Alvaraz Ivana C, Rodriguez Omar C, Cortez Victoria C, et al. Completion of the vaccination schedule in children admitted to a hospital. Vol. 47, Rev Soc Bol Ped. 2008.

60. Generalitat de Catalunya. Vacuna COVID-19 Pfizer / BioNTech. Generalitat de Catalunya Servei Català de la Salut. 2021;

61. Zhu N ZD, Wang W, Li X, Yang B, Song J. Estrategias y situación actual de la carrera para el desarrollo de vacunas contra el SARS-CoV2. Nat Rev Immunol. 2019;382(7).

62. Santos ADS, Viana MCA, Chaves EMC, Bezerra ADM, Gonçalves Júnior J, Tamboril ACR. Tecnologia educacional baseada em nola pender: promoção da saúde do adolescente. Revista de Enfermagem UFPE on line. 2018;12(2).

63. Ali Y, Mekonnen FA, Molla Lakew A, Wolde HF. Poor maternal health service utilization associated with incomplete vaccination among children aged 12-23 months in Ethiopia. https://doi.org/101080/2164551520191670124 [Internet]. 2019 May 3 [cited 2023 Mar 28];16(5):1202–7. Available from: https://www.tandfonline.com/doi/abs/10.1080/21645515.2019.1670124

64. Isidro-Ríos TL, Gutiérrez-Aguado A, Prenatales Asociados Incumplimiento Del Esquema Básico De Vacunación En Menores De F AL. Factores prenatales asociados al incumplimiento del esquema básico de vacunación en menores de 5 años. Revista de la Facultad de Medicina Humana [Internet]. 2021 Mar 15 [cited 2023 Mar 28];21(2):354–63. Available from: http://www.scielo.org.pe/scielo.php?script=sci_arttext&pid=S2308-05312021000200354&lng=es&nrm=iso&tlng=es

Anexo A. Operacionalización de Variables

Variable	Definición conceptual	Definición operacional
Factores Sociales	Los factores sociales son elementos condicionantes internos o externos que influyen en las condiciones de vida de las personas, destacando lo social y cultural	Los factores sociales, son variables que afectan a las madres en su conjunto, sea en el lugar y en el espacio en el que se encuentren, siendo varios aspectos las cuales se involucran, como el grado de instrucción, la ocupación materna, accesibilidad y asistencia a los establecimientos de salud.
Factores culturales	Elemento o característica de una cultura que influye de forma significativa en el desarrollo de un fenómeno o actividad en concreto.	Constituidos por el conjunto de creencias, conocimientos, estilos de vida aprendidos, compartidos y transmitidos dentro de un grupo determinado, que orientan el razonar, la decisión y las acciones de las madres para el cuidado del niño
Compromiso y autodisciplina de la madre	Son los elementos condicionantes que contribuyen a lograr diferentes resultados. En este caso son causas que conllevan a la madre a que pueda asistir o no a vacunar a sus niños. Para la Organización Mundial de la Salud (OMS) un factor es cualquier circunstancia o causa que induce o motiva en la toma de decisiones	Son todos aquellos elementos que condicionan una acción, volviéndose los causantes del cumplimiento del esquema de vacunación en niños menores de 5 años, de acuerdo con factores cognitivos e institucionales, medidos a través de un cuestionario

Fuente: Cruz y Baltazar (2023)

Variables Dependientes

Variable	Definición conceptual	Dimensiones	Definición operacional	Indicadores
Factores socio culturales (Dependiente)	Los factores socioculturales son elementos condicionantes internos o externos que influyen en las condiciones de vida de las personas, destacando lo social y cultural	Sociales	Los factores sociales, son variables que afectan a las madres en su conjunto, sea en el lugar y en el espacio en el que se encuentren, siendo varios aspectos las cuales se involucran, como el grado de instrucción, la ocupación materna, accesibilidad y asistencia a los establecimientos de salud.	Edad, Nivel educativo, Estado civil, Procedencia, Idioma materno, Constitución Familiar, Lugar de nacimiento del niño, Número de hijos, Edad de hijos menores, Ocupación, Ingreso económico, Tipo de vivienda, Transporte, Publicidad de medios de comunicación masivo.
		Culturales	Constituidos por el conjunto de creencias, conocimientos, estilos de vida aprendidos, compartidos y transmitidos dentro de un grupo determinado, que orientan el razonar, la decisión y las acciones de las madres para el cuidado del niño.	Costumbres Hábitos Creencias Conocimiento

Fuente: Cruz y Baltazar (2023)

Variables Independientes

Variable	Definición conceptual	Dimensiones	Definición operacional	Indicadores
Cumplimiento Del Esquema Nacional De Vacunación (Independiente)	Son los elementos condicionantes que contribuyen a lograr diferentes resultados. En este caso son causas que conllevan a la madre a que pueda asistir o no a vacunar a sus niños. Para la Organización Mundial de la Salud (OMS) un factor es cualquier circunstancia o causa que induce o motiva en la toma de decisiones	Compromiso de la madre Autodisciplina de la madre	Son todos aquellos elementos que condicionan una acción, volviéndose los causantes del cumplimiento del esquema de vacunación en niños menores de 5 años, de acuerdo con factores cognitivos e institucionales, medidos a través de un cuestionario	Compromiso Disposición de tiempo Asistencia y continuidad de las citas. Observación y dedicación en la salud del niño.

Fuente: Cruz y Baltazar (2023)

Anexo B. Consentimiento Informado y Consensuado.

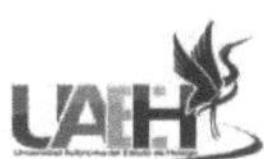

Universidad Autónoma del Estado de Hidalgo.
Especialidad Enfermería Pediátrica.
Secretaria de Investigación y Estudios de
Posgrado.

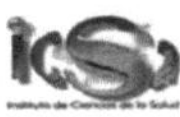

Título del Proyecto: Factores que influyen al incumplimiento del esquema de vacunación en niños de 0 a 5 años en un jardín de niños.

Autor Principal: Lic. Magda Karina Cruz García. Director de Tesis: M.C.E. Rosa María Baltazar Téllez.

Le invitamos a participar en la investigación que lleva como nombre "Factores que influyen al incumplimiento del esquema de vacunación en niños de 0 a 5 años en un jardín de niños." Para la realización de esta investigación se tomaron en cuenta aspectos éticos sustentados en el reglamento de la Ley General de Salud (1987) en materia de Investigación de los aspectos éticos de la investigación en seres humanos contenido en el título segundo capítulo I y capítulo III.

Del capítulo I de acuerdo con el artículo 13 se respetará la dignidad y protección de los derechos y bienestar de los participantes.
 De acuerdo con el artículo 17 se consideró que en este caso se trató de una investigación de riesgo mínimo, ya que no se realizó ninguna intervención o modificación intencionada en las variables fisiológicas, psicológicas y sociales de los participantes en el estudio.

 La información que la Lic. Magda Karina Cruz García obtenga de esta entrevista será utilizada para el cumplimiento de su Tesis como requisito para el Posgrado en Enfermería Pediátrica en la Universidad Autónoma del Estado de Hidalgo.

Su participación consistirá en concederme una encuesta, que tendrá una duración de 20 minutos. La información que usted proveerá estará guardada bajo protección de los investigadores. El anonimato de su nombre será protegido utilizando números y códigos para clasificar las encuestas.
Su participación es voluntaria, esto quiere decir que por ningún motivo se debe sentir presionado a participar, y por ella no recibirá ningún estímulo de tipo económico. Si así lo desea, tiene derecho a negarse a participar y a retirarse del estudio en cualquier momento. Esta decisión será respeta. (Principio ético numero 8.- Aunque el objetivo principal de la investigación médica es generar nuevos conocimientos, este objetivo nunca debe tener primacía sobre los derechos y los intereses de la persona que participa en la investigación).

Yo____ he sido invitada/o a participar en la investigación "Factores que influyen al incumplimiento del esquema de vacunación en niños de 0 a 5 años en un jardín de niños."

Mi participación se realizará través de una encuesta:
     1. He leído la información
     2. He tenido la posibilidad de hacer preguntas y estas se han respondido satisfactoriamente.
     3. Acepto voluntariamente participar en la investigación, y entiendo el derecho de retirarme en cualquier momento del estudio, sin que me afecte en ninguna forma.

Nombre del participante: ____

Nombre de la Madre: _______________________________________

Firma: ____

Anexo C. Instrumento de Evaluación

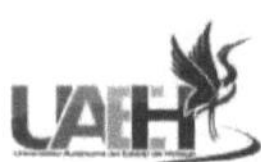

Universidad Autónoma del Estado de Hidalgo.
Especialidad Enfermería Pediátrica.
Secretaria de Investigación y Estudios de
Posgrado.

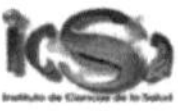

"Cuestionario de evaluación para identificar los factores socioculturales y su relación en el cumplimiento del esquema nacional de vacunación en niños menores de 5 años"
CEIFSRCENVNMA (2023)

Estimada señora, el objetivo de este cuestionario es obtener información sobre los factores socioculturales que influyen en el cumplimiento del calendario de vacunas, para lo cual se solicita su colaboración en forma sincera; expresándole que la misma es de carácter anónimo. Los datos que usted me brinda serán confidenciales y anónimos.

INSTRUCCIONES: Marcar con una (X) la opción que considere correcta, elegir solo una alternativa. No dejar las preguntas en blanco. Gracias.

FACTORES SOCIALES

1.- Edad:
- a. 19 o menos
- b. de 20 a 30
- c. de 31 a 40
- d. mayor de 41 años

2.- Cuál es su estado civil:
- a. soltero
- b. casado
- c. unión libre
- d. divorciado
- e. viudo

3.- Ocupación:
- a. estudiante
- b. ama de casa
- c. trabajador privado
- d. trabajador publico

4.- Nivel de estudio:
- a. analfabeta
- b. primaria
- c. secundaria
- d. licenciatura
- e. posgrado

5.- Procedencia de la madre
   a. Colonia
   b. Sierra
   c. Municipio
   d. Ciudad

6.- Idioma materno:
   a. Español
   b. Ingles
   c. Lengua indígena

7.- Su familia está compuesta por:
   a. papá, mamá, e hijos
   b. mamá e hijos
   c. papá e hijos
   d. papá o mamá, hijos y abuelos

8.- Lugar de nacimiento del niño:
   a. Clínica
   b. Hospital
   c. Centro de salud
   d. En casa

9.- ¿Cuántos hijos tiene?
   a. menos de 3
   b. 3 o 4 hijos
   c. 5 o 6 hijos
   d. 7 hijos o más

10.- Edad del niño menor:
   a. 7 meses o menos
   b. de 8 a 15 meses
   c. de 16 a 23 meses
   d. de 2 a 5 años

11.- ¿Cuál es su ingreso mensual familiar?
   a. mayor de $4900
   b. de $2000 a $4800
   c. menos de $2000
   d. no percibe ingresos

12.- La casa en que vive es:
   a. Propia
   b. Familiar
   c. Alquilada
   d. prestada

13.- ¿Para llevar a vacunar a su niño, que medio de transporte utiliza?
   a. transporte privado
   b. taxi
   c. autobús
   d. a pie

14.- ¿Ha escuchado publicidad respecto al tipo de vacunación que suele recibir su niño?
   a. Siempre

   b. Algunas veces

   c. Muy pocas veces
   d. Nunca

FACTORES CULTURALES

15.- En su familia ¿acostumbran a llevar a vacunar a sus niños?
    a. Siempre
    b. Algunas veces
    c. Muy pocas veces
    d. Nunca

16.- ¿Considera que recibir varias vacunas simultáneamente debilita el sistema inmune?
    a. siempre

    b. Algunas veces
    c. Muy pocas veces
    d. Nunca

17.- Si otras personas le aconsejan que no vacune a su hijo ¿Lo llevaría a vacunar?
    a. siempre
    b. Algunas veces
    c. Muy pocas veces
    d. Nunca

18.- ¿En caso de que sus niños presenten fiebre, diarrea, resfrío o esté con tratamiento, lo llevaría a vacunar?
    a. Lo lleva al pediatra
    b. Le da remedio
    c. Lo volvería a vacunar
    d. Darías a conocer tu molestia

19.- ¿Cree usted que son necesarias las vacunas? ¿Por qué?
    a. Previenen o protegen de enfermedades graves.
    b. Son medicinas para curar las enfermedades.
    c. Ayudan en su crecimiento y desarrollo adecuados.
    d. Desconoce

20.- En caso de que a su niño/a incumpla su cita de vacunación; usted considera que:
    a. Es necesario continuar
    b. no necesita continuar
    c. debería quedarse como esta
    d. desconoce

21.- ¿Cree necesario colocar en el niño las vacunas de refuerzo?
    a. Siempre
    b. Algunas veces
    c. Muy pocas veces
    d. Nunca

22.- ¿Las medicinas caseras pueden sustituir a las vacunas?
    a. Siempre
    b. Algunas veces
    c. Muy pocas veces
    d. Nunca

23.- ¿Considera que las vacunas son peligrosas y dañinas para la salud?
    a. Siempre
    b. Algunas veces
    c. Muy pocas veces
    d. Nunca

CUMPLIMIENTO DE LA CARTILLA DE VACUNACION

24.- ¿Hasta ahora ha cumplido con llevar a vacunar a sus hijos en la fecha que se les cita?

      a. Siempre

      b. Algunas veces

      c. Muy pocas veces

      d. Nunca

25.- ¿Usted siente el compromiso de cumplir con las citas de vacunación?

      a. Siempre

      b. Algunas veces

      c. Muy pocas veces

      d. Nunca

26.- ¿Usted se siente comprometido en informarse sobre los beneficios de las vacunas?

      a. Siempre

      b. Algunas veces

      c. Muy pocas veces

      d. Nunca

27.- ¿Usted cuenta con el tiempo para asistir con su hijo a sus fechas de vacunación?

      a. Siempre

      b. Algunas veces

      c. Muy pocas veces

      d. Nunca

28.- ¿Encargaría a vacunar a su hijo con un familiar de muchísima confianza?

      a. Siempre

      b. Algunas veces

      c. Muy pocas veces

      d. Nunca

29.- ¿Las medicinas caseras pueden sustituir a las vacunas?

      a. Siempre

      b. Algunas veces

      c. Muy pocas veces

      d. Nunca

30.- ¿si una vacuna no puede cumplirla busca la forma de encontrar una solución?

      a. Siempre

      b. Algunas veces

      c. Muy pocas veces

      d. Nunca

AUTODISCIPLINA DE LA MADRE

31.- ¿Usted asiste a las citas programadas?

      a. Siempre

      b. Algunas veces

      c. Muy pocas veces

      d. Nunca

32.- ¿Usted mantiene una continuidad en la programación de vacunación?

      a. Siempre

      b. Algunas veces

c. Muy pocas veces

d. Nunca

33.- ¿Considera que las vacunas son peligrosas y dañinas para la salud?

    a. Siempre

    b. Algunas veces

    c. Muy pocas veces

    d. Nunca

34.- ¿Lleva el control de las citas mensuales o anuales de vacunación además del carné de vacunación?

    a. Siempre

    b. Algunas veces

    c. Muy pocas veces

    d. Nunca

35.- ¿Cree necesario colocar en el niño varias vacunas a la vez?

    a. Siempre

    b. Algunas veces

    c. Muy pocas veces

    d. Nunca

36.- ¿Si su niño presenta alguna enfermedad muy a parte de los síntomas de las vacunas les echaría la culpa a estas?

    a. Siempre

    b. Algunas veces

    c. Muy pocas veces

    d. Nunca

37.- ¿Usted auto médica a su niño?

    a. Siempre

    b. Algunas veces

    c. Muy pocas veces

    d. Nunca

38.- ¿Cuál es el principal motivo por el que usted incumplió la cita de vacunación?

    a. No recuerda la fecha

    b. Perdida del carné

    c. Falta de tiempo

    d. Dificultad para llegar al Centro de Salud

¡¡¡¡¡Gracias por su participación!!!!

Anexo D. Autorización de Investigación

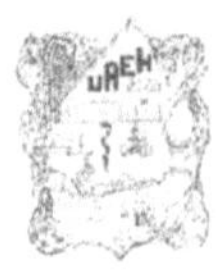

UNIVERSIDAD AUTÓNOMA DEL ESTADO DE HIDALGO
Instituto de Ciencias de la Salud

Área Académica de Enfermería

14/abril/2023

Of. Núm. 015

Asunto: Autorización de investigación

MTRA. SANDY CORONA GREZ
DIRECTORA DEL JARDIN DE NIÑOS JOSE VASCONCELOS
SAN JUAN TIZAHUAPAN, EPAZOTUCAN, HIDALGO

Por medio del presente me permito, solicitar su autorización para que la estudiante del Posgrado en Enfermería Pediátrica de la Universidad Autónoma del Estado de Hidalgo, L. E. Magda Karina Cruz García aplique su protocolo de investigación titulado "Factores que influyen el incumplimiento en el esquema de vacunación en niños escolares", toda a vez que ella se encuentra realizando su tesis para su obtención de grado como enfermera especialista en pediatría, haciendo mención que este proyecto esta asesorado por una investigadora experta en el área, y la información que se recabará solamente será utilizada para los fines académicos de la interesada, y en lo que se apega a la Ley General de Salud en materia de investigación, se les otorgará previamente a los participantes y padres de familia y/o tutores un consentimiento informado y consensuado. Para validar la autorización en la participación de este estudio. Cabe hacer mención que las fechas que se utilizarán son los días 19, 20 y 21 del presente mes en un horario de 9:00 am a 12:00 pm.

Sin más por el momento, esperando sea favorecido con su gentil y valioso apoyo le envió un cordial saludo.

A T E N T A M E N T E
"AMOR, ORDEN Y PROGRESO"

M.C.E. ROSA MARIA BALTAZAR TÉLLEZ
COORDINADORA DE LA ESPECIALIDAD EN ENFERMERIA PEDIATRICA

Recibi
original
17/04/23

C.C.P. INTERESADO

WORLD
UNIVERSITY
RANKINGS

www.uaeh.edu.mx

Anexo E. Autorización de Aplicación

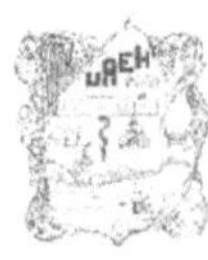

UNIVERSIDAD AUTÓNOMA DEL ESTADO DE HIDALGO
Instituto de Ciencias de la Salud

Área Académica de Enfermería

14/abril/2023

Of. Núm. 015

Asunto: Autorización de investigación

MTRA. SANDY CORONA GREZ
DIRECTORA DEL JARDIN DE NIÑOS JOSE VASCONCELOS
SAN JUAN TIZAHUAPAN, EPAZOTUCAN, HIDALGO

Por medio del presente me permito, solicitar su autorización para que la estudiante del Posgrado en Enfermería Pediátrica de la Universidad Autónoma del Estado de Hidalgo, L. E. Magda Karina Cruz García aplique su protocolo de investigación titulado "Factores que influyen el incumplimiento en el esquema de vacunación en niños escolares", toda a vez que ella se encuentra realizando su tesis para su obtención de grado como enfermera especialista en pediatría, haciendo mención que este proyecto esta asesorado por una investigadora experta en el área, y la información que se recabará solamente será utilizada para los fines académicos de la interesada, y en lo que se apega a la Ley General de Salud en materia de investigación, se les otorgará previamente a los participantes y padres de familia y/o tutores un consentimiento informado y consensuado. Para validar la autorización en la participación de este estudio. Cabe hacer mención que las fechas que se utilizarán son los días 19, 20 y 21 del presente mes en un horario de 9:00 am a 12:00 pm.

Sin más por el momento, esperando sea favorecido con su gentil y valioso apoyo le envió un cordial saludo.

A T E N T A M E N T E
"AMOR, ORDEN Y PROGRESO"

M.C.E. ROSA MARIA BALTAZAR TÉLLEZ
COORDINADORA DE LA ESPECIALIDAD EN ENFERMERIA PEDIATRICA

Recibi
original
17/04/23

C.C.P. INTERESADO

www.uaeh.edu.mx